Corinna Kohröde-Warnken

Zwischen Todesangst und Lebensmut

Ein Ratgeber für Pflegekräfte und Angehörige, die Krebspatienten begleiten

schlütersche

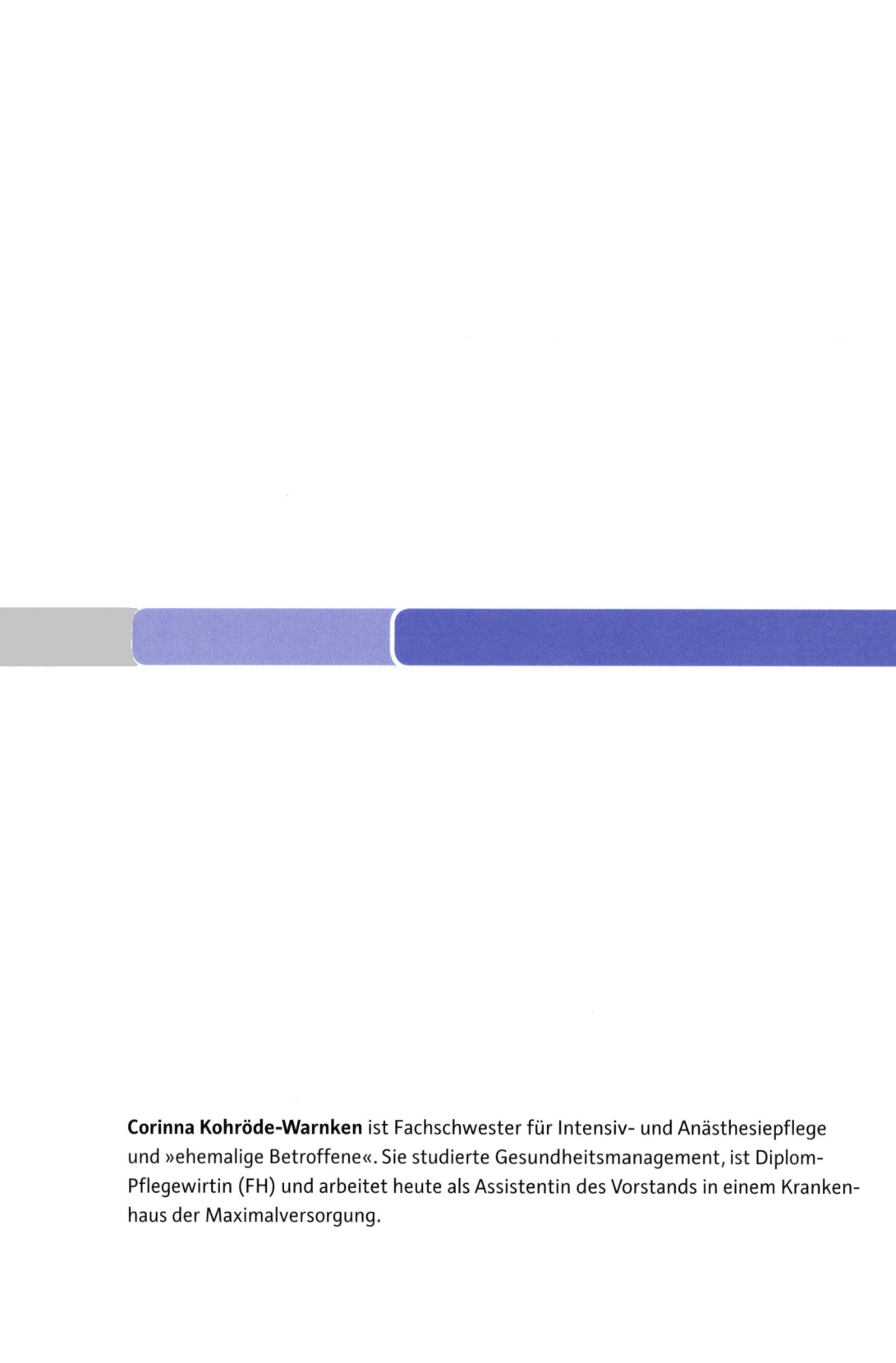

Corinna Kohröde-Warnken ist Fachschwester für Intensiv- und Anästhesiepflege und »ehemalige Betroffene«. Sie studierte Gesundheitsmanagement, ist Diplom-Pflegewirtin (FH) und arbeitet heute als Assistentin des Vorstands in einem Kranken-haus der Maximalversorgung.

»Hoffnung ist nicht die Überzeugung,
dass etwas gut ausgeht,
sondern die Gewissheit,
dass etwas einen Sinn hat,
egal, wie es ausgeht.«

VACLAV HAVEL

Bibliografische Information der Deutschen Nationalbibliothek
Die Deutsche Nationalbibliothek verzeichnet diese Publikation in der Deutschen National-
bibliografie; detaillierte bibliografische Daten sind im Internet über http://dnb.ddb.de abrufbar.

ISBN 978-3-89993-280-5 (Print)
ISBN 978-3-8426-8328-0 (PDF)

© 2011 Schlütersche Verlagsgesellschaft mbH & Co. KG,
       Hans-Böckler-Allee 7, 30173 Hannover

Reihengestaltung:	Groothuis, Lohfert, Consorten | glcons.de
Titelbild:	dinostock – fotolia.com
Satz:	PER Medien+Marketing GmbH, Braunschweig
Druck und Bindung:	Druckhaus »Thomas Müntzer« GmbH, Bad Langensalza

INHALT

Vorwort und Danksagung 7

Vorwort 10

Einführung 12

1 »Ich habe Angst« – Was den Umgang mit Krebspatienten
so schwierig macht 15

2 »Die Kraft der Worte« – Kommunikation 18
2.1 Reden 19
2.2 Schweigen 20
2.3 Aktives Zuhören 22
2.4 Empathie und Dasein 22

3 »Bitte nur ganz kurz« – von Anamnese und Aufnahme 25

4 »Der Sturz aus der Wirklichkeit« – Die Diagnose wird gestellt 29
4.1 Das Überbringen schlechter Nachrichten 31
4.2 Emotionale Reaktionen 35
4.2.1 Unglaube und Fassungslosigkeit 38
4.2.2 Angst 39
4.2.3 Ärger und Wut 43
4.2.4 Trauer 45
4.2.5 Fragen von Krebspatienten 48

5 »Weiterleben lernen« – Krankheitsverlauf und -bewältigung 51
5.1 Krankheitsphasen 55
5.2 Krankheitsbewältigungsstrategien 60
5.2.1 Die interaktionstheoretische Perspektive 61
5.2.2 Die stresstheoretische Perspektive 65
5.2.3 Die sozialstrukturelle Perspektive 66
5.2.4 Die individualisierungstheoretische Perspektive 67
5.2.5 Die ungleichheitstheoretische Perspektive 67
5.2.6 Fazit 68

5.3　Compliance 68
5.4　Umgang mit Mitpatienten, Angehörigen und dem sozialen Netzwerk　70
5.5　Geschlechterspezifische Unterschiede 75

6　Salutogenese **79**

Therapiebegleitung **84**
7.1　Das zerstörte Körperbild 86
7.2　Psychoonkologie 88
Exkurs: Wartezimmergespräche 92
7.3　Lebensqualität und Lebenszufriedenheit 93

8　Palliative Care **97**
8.1　Der Abschied von der Kuration 98
8.2　Von der Pflege Sterbender zur Palliative Care 99
8.3　Die Bedeutung der Interdisziplinarität 100

9　»Zwischen Betroffenheit und Profession« – Self Care **101**
9.1　Hilfe zur Selbsthilfe 106
9.1.1　Ethische Fallbesprechungen 106
9.1.2　Kollegiale Beratung 108
9.1.3　Supervision 110

10　»Zeit ist ein kostbares Gut« – Schlusswort **111**
10.1　Die eigene Endlichkeit und der Verlust der Unsterblichkeit 111
10.2　Spiritualität, Spiritual Care 112

11　Ausblick **116**

Literaturverzeichnis **117**

Register **124**

VORWORT UND DANKSAGUNG

Die Idee zu diesem Buch entstand in einer Situation, von der ich gehofft hatte, sie immer nur aus beruflicher Perspektive heraus betrachten zu können. Die Diagnose »Krebs«, der radikale Wechsel auf die Betroffenenseite war für mich ein Supergau, der die Welt einen Moment stillstehen ließ. So erschien es mir zumindest. Aber, und dieses Buch beweist es, die Welt dreht sich tatsächlich weiter – ob es einem gefällt oder nicht.

Mir hat es gefallen, dass sie sich weiter gedreht hat – und dass an vielen Tagen ein ganz normaler Alltag möglich war und ist. Einer meiner behandelnden Ärzte, dem ich viel verdanke, Dr. Gero Domzig, gab mir eine Metapher mit auf den Weg. Das Leben sei wie das Grün auf dem Golfplatz. Dort gibt es ein schwarzes Loch – die Erkrankung. Sie ist immer da, aber man muss nicht dauernd hinsehen. Manchmal ist das schwarze Loch weit entfernt – manchmal ist es verstörend nah und scheint größer und größer zu werden, bis es nahezu das gesamte Grün ausfüllt. Das Grün gehört einem selbst. Niemand darf es ungebeten betreten. Gelegentlich pflegen andere Menschen das Grün und das hilft und tut gut. Aber manchmal stört und nervt es, wenn jemand ungebeten auf dem ganz persönlichen Grün herumtrampelt.

Dr. Gero Domzig hatte, vielleicht unbewusst, eine hervorragende Metapher gewählt. Grün ist die Farbe der Hoffnung, des Frühlings und des Neubeginns, der Fruchtbarkeit und der Jugend – und auch die Farbe der Heilung und Gesundheit. Schon Hildegard von Bingen, die führende Gelehrte des Mittelalters, schrieb von der Heilwirkung der »Grünkraft«, der »viriditas«: »…die grüne Lebenskraft, nicht nur als Farbe, sondern als ein Wesensmerkmal des Lebens überhaupt. Ohne Grün können wir nicht leben. Das gilt nicht nur für das biologische Grün, sondern für alle Bereiche des Lebens, bis in das Geistige und das Religiöse hinein.«[1]

So empfahl Hildegard von Bingen, »ins Grüne zu schauen«, um die Augen wieder glänzend zu machen (tatsächlich erhöht die Farbe Grün den Augeninnendruck und fördert so die Produktion von Tränenflüssigkeit) bzw. um zu entspannen (deshalb nutzt man grüne Schultafeln statt schwarzer Schiefertafeln).

Die Farbe Grün hat auch in den Weltreligionen eine besondere Bedeutung. Im Islam ist es die Farbe des Propheten Mohammed. Im Christentum ist es die Farbe der Erneuerung.

---

[1] Strickerschmidt 2009, S. 44

In China wird die Farbe Grün dem weiblichen Yin (dem empfangenden Prinzip) zuge-ordnet. Im alten Ägypten schrieb man dem grünen Halbedelstein Malachit heilende Kräfte zu, ebenso wie dem grünen Smaragd.

Auf dem Titel dieses Buch ist ein Gleitschirmflieger abgebildet. Getragen von der Luft-strömung schwebt er zwischen Himmel und Erde. Der grüne Schirm schützt ihn vor dem Fall ins Bodenlose.

Die Symbolik des Grüns beschreibt meine ganz persönliche Situation – die so sehr der Situation vieler anderer Frauen und Männer gleicht, obwohl wir alle unsere eigene Geschichte schreiben. Und schon viele haben vor mir die Geschichte ihrer Erkrankung aufgeschrieben. In Reha-Kliniken und in der ambulanten Nachbehandlung wird gele-gentlich eine Schreibtherapie angeboten – als Krankheitsbewältigungsstrategie. Ich habe so etwas zwar nicht mitgemacht, aber Schreiben war schon früher ein Faible von mir und nach der Diagnosestellung gehörte es unter anderem zu meiner persönlichen Bewältigungsstrategie. Es schärfte auch in dieser Situation meinen Blick und ließ mich meine Geschichte aus der Distanz betrachten.

Ich wünsche mir, dass Sie alle, die Sie dieses Buch lesen (ob aus fachlichem Interesse, als Betroffener, Angehöriger oder einfach aus Neugierde), eine »Botschaft für das Leben« mitnehmen – wohlwissend, dass nicht immer eine Heilung möglich ist. Meine Lebensphilosophie war und ist jetzt erst recht »carpe diem« – Nutze den Tag. Das wünsche ich jedem Erkrankten und jedem Begleiter!

Danken muss ich vielen Menschen, die mir bei der Arbeit an diesem Buch geholfen haben. Ich hatte das große Glück, zum zweiten Mal mit einer Lektorin zusammenzu-arbeiten, die nicht nur ein Profi in ihrem Fach, sondern auch eine gute Zuhörerin ist. Claudia Flöer von der Schlüterschen Verlagsgesellschaft war mir von Anfang an eine Seelenverwandte.

Danken möchte ich den Schwestern aus dem 1. und 2. Palliative-Care-Kurs, der in unserem Krankenhaus stattfand. Ich durfte sie in einigen Seminaren unterrichten. Sie dachten, ich lehre sie etwas (dem war auch hoffentlich so). Dass sie mich mindestens genau so viel lehrten, sei ihnen hiermit verraten! Es war ein reicher Schatz an Erfah-rungen und Geschichten, den sie vor mir ausbreiteten. Ich habe wieder einmal ver-standen, mit wie viel Liebe sie ihren Beruf ausüben. Ich danke von Herzen für dieses Vertrauen. In diesem Zusammenhang möchte ich auch Annette Heemsoth erwähnen, die das Curriculum zum Kurs entwickelte und nach vielen Jahren enger Zusammenar-beit mehr als eine Kollegin für mich ist. Das zeigte sie mir, als sie mich ganz spontan fragte, ob sie mit zu meiner ersten Bestrahlungseinheit gehen sollte. Mir hat das viel bedeutet und mich sehr getröstet.

Hilfreich und bereichernd waren auch meine »Mitstreiter« aus dem Vorstand des Hospiz- und Palliativvereins Rotenburg. Hier seien stellvertretend Ingeborg Koch-Dreier, Kerstin Füller und Elke-Sofie Glenk genannt.

Ohne Menschen, die mir in schwierigen Situationen beigestanden haben, hätte ich es sicher nicht bis hierher geschafft. Meine allerbeste Freundin Barbara Wollandt hat es trotz einer Entfernung von fast 600 Kilometern geschafft, immer bei mir zu sein und mich viele Tränen weinen lassen, meistens allerdings vor Lachen! Und dass Lachen zum Genesungsprozess beiträgt, ist mehrfach wissenschaftlich belegt. Also: Danke, liebe Barbara, fürs Lachen!

Meine engste Familie, Ralf und Malte, meine Eltern Horst und Edith Klemme, waren ein doppelter (grüner) Schirm, der mich getragen, aufgefangen und getröstet hat, als ich mich im freien Fall glaubte. Ihre Liebe, ihr Verständnis und Vertrauen begleitet und trägt mich auch heute, wenn wieder eine Nachuntersuchung nötig ist.

Abschließend sei mir noch eine Bemerkung zu bestimmten Benennungen gestattet: Ich habe ein großes Augenmerk auf die genderspezifischen Aspekte gelegt. Trotzdem wähle ich im Text die männliche Form. Das mag verwundern, ist aber ganz einfach der besseren Schreib- und Lesbarkeit geschuldet. Selbstverständlich ist immer auch die weibliche Form gemeint.

Eine weitere Irritation möchte ich gleich zu Beginn verhindern: Ich habe lange darüber nachgedacht, wie ich den Menschen, der an Krebs erkrankt ist, benennen kann. »Erkrankter, Betroffener, Patient, zu Behandelnder usw.« sind einige Begriffe, die ich mit großem Respekt wähle. Ich habe mich gefragt, wie ich benannt werden möchte oder wie ich mich selber benenne. Ich habe mir angewöhnt zu sagen, ich sei eine »ehemalige Betroffene«. Das ist natürlich bezogen auf meine ganz persönliche Geschichte. Deutlich machen möchte ich noch einmal, dass, egal welchen Namen ich gewählt habe, es in keinster Weise eine Stigmatisierung, Diskriminierung oder Ausgrenzung sein soll. Für Anregungen zu einer geeigneten Benennung wäre ich sehr dankbar.

Rotenburg, im Januar 2011   Corinna Kohröde-Warnken

VORWORT

„Wir glaubten, wir seien unverwundbar." So äußerte sich eine Betroffene, als ein Freund von der Diagnose seiner Krebserkrankung berichtete. Krebserkrankungen kommen für die Betroffenen aus heiterem Himmel. Sie erreichen die Patienten überwiegend unvorbereitet. Orientierungs- und Sprachlosigkeit im wörtlichsten Sinne machen sich schlagartig breit. Existenzielle Fundamente brechen in sich zusammen.

In diesen Momenten ist professionelle Hilfe gefragt. Nur, woher soll sie kommen und wie soll sie konkret aussehen? Die ersten Ansprechpartner sind zumeist Ärztinnen und Ärzte, die Diagnosen abklären, Therapien einleiten und kontrollieren. Die folgende Begleitung der Erkrankten obliegt dann zumeist den weiteren Professionellen des Gesundheitswesens, wie etwa Pflegekräften, Therapeuten und ggf. Psychologen. Aber auch die Angehörigen und die Erkrankten selbst werden nicht selten zu Experten. Ihre gesammelten individuellen Erfahrungen sind kostbare Bausteine, die den weiteren Verlauf chronischer Krankheiten positiv begleiten können.

Um die Betroffenen beim Verlauf ihrer chronischen Erkrankung zu unterstützen, haben Disziplinen wie Soziologie und Psychologie in den letzten Jahrzehnten unterschiedliche Konzepte entwickelt. Einige dieser Konzepte haben zu Recht Eingang in die Pflegewissenschaft gefunden (Corbin & Strauss 2004(2.), Neuauflage 2010). Andere sind lediglich adaptiert worden und haben sich bis heute unreflektiert überlebt (sog. „Krebspersönlichkeit"). Eine systematische Diskussion vorliegender Konzepte ist nach mühsamen Anfängen in den siebziger Jahren (Kübler-Ross 1983; Erstausgabe 1971) durch die deutschsprachige Pflegwissenschaft erst in jüngster Zeit unternommen worden (Schaeffer 2009).

Dieses Phänomen beruht auf der im internationalen Vergleich verzögerten Entwicklung der Pflegewissenschaft in Deutschland. Aktuelle wissenschaftliche Erkenntnisse kommen hierzulande in der Lebenswelt des Patienten wenn überhaupt, dann nur verspätet an.

Zudem mangelt es in Deutschland erheblich an pflegerischem Wissenstransfer. Auf der einen Seite werden bedeutende Studien auf nationalem und internationalem Gebiet erstellt, auf der anderen Seite gelangen die gewonnenen Kenntnisse nicht in den Alltag auf die Stationen in den Krankenhäusern und in die Wohnbereiche der Patienten. Die Übertragung von Theoriewissen in Praxiswissen erfolgt häufig nicht zeitnah. So mangelt es auch an einem kontinuierlichen Transfer von Wissen aus dem akademischen Bereich in den Pflegealltag.

Genau an dieser Stelle setzt Corinna Kohröde-Warnken mit ihrer vorliegenden Publikation an. Sie beschreibt überzeugend lebensnah die Situation des Krebserkrankten und entwickelt von hier aus seine Bedürfnisperspektiven. Diesen stellt sie theoretische Konzepte gegenüber. Und genau in dieser Konstruktion wird die Besonderheit der Publikation deutlich: Die Autorin wird als „Übersetzerin" tätig. Sie „übersetzt" das vorliegende akademische Wissen zugunsten der Betroffenen. Dies gilt für Pflegekräfte, Angehörige und Erkrankte gleichermaßen. Damit stellt die Diplom-Pflegewirtin Kohröde-Warnken den erforderlichen Wissenstransfer für die Praxis her. Dies gelingt ihr in hervorragender Weise mithilfe einer sensiblen Sprache, einer detaillierten Begriffsanalyse, einer gebotenen Exaktheit und letztlich durch einen überzeugenden sehr persönlichen Zugang zum Themenfeld.

Dieses Buch von Corinna Kohröde-Warnken ist ein äußerst lesenswertes Dokument für Pflegekräfte und Angehörige, die eine wissenschaftlich gesicherte Unterstützung suchen, um Krebspatienten auf ihrem schwierigen Weg zu begleiten.

Hamburg, im Januar 2011

Prof. Dr. Rainer Gerckens, M. A.
Fachbereich Gesundheit und Pflege
Hamburger Fern-Hochschule

EINFÜHRUNG

In einem Seminar über »bad news« (schlechte Nachrichten) erzählten kürzlich einige Krankenschwestern, dass sie in kritischen Situationen häufig einfach aus dem Bauch heraus reden und antworten würden. »Wir können uns doch nicht erst spezielle Kommunikationstechniken in Erinnerung rufen – dann würden wir ja unsere Authentizität verlieren!« Dem kann ich grundsätzlich zustimmen. Patienten haben ein sehr feines Gespür dafür, dass die Schwester an ihrem Bett es gut mit ihnen meint, auch wenn sie nicht die richtige Formulierung trifft. Trotzdem glaube ich, dass Pflegekräfte und besonders Ärzte gut beraten sind, sich mit Kommunikationstechniken auseinanderzusetzen. Denn so schärfen sie ihre Achtsamkeit für den Menschen vor sich.

Im Rahmen meiner beruflichen Tätigkeit habe ich fast täglich die Gelegenheit, mit Pflegekräften zu sprechen. Oft höre ich, dass der Druck nicht nur durch die verkürzten Verweildauern hoch ist. Viel belastender ist es für viele Pflegekräfte, die diesen Beruf gewählt haben, dass sie ihren eigenen Ansprüchen nicht gerecht werden können. Dieser emotionale Druck entsteht im Kopf: »Ich bin zuständig, verantwortlich – ich muss das regeln – die Familie muss wieder zusammengebracht werden – wie vermittle ich dem Arzt, dass der Patient die Untersuchungen gar nicht mehr will – ich bin der Anwalt des Patienten, der keine Angehörigen mehr hat ...« All diese Sätze gehen jeder Pflegekraft mehrmals pro Schicht durch den Kopf. So nehmen viele Pflegekräfte ihre eigene Leistung fälschlicherweise defizitär wahr. Oft leisten sie Übermenschliches, über die eigenen Kräfte hinaus – physisch, aber besonders auch psychisch.

Das ist die eine Seite: Die hohen Erwartungen, die Pflegekräfte haben, und die sie nicht immer umsetzen können, verbunden mit extrem belastenden Rahmenbedingungen.

Die andere Seite ist eine fehlende Perspektive. Was für Pflegekräfte der Arbeitsplatz ist, ist für den Patienten fremdes Terrain. Was für Pflegekräfte notwendige und unverzichtbare Handlungen sind, sind für Patienten schmerzhafte Untersuchungen, bedrohliche Operationen, beängstigende Verbandswechsel und dergleichen mehr.

Ich habe dieses Buch geschrieben, weil mir als Betroffene klar wurde, wie unterschiedlich die Welten von Patienten und Pflegekräften sind. Der Rollenwechsel brachte also buchstäblich etwas ins Rollen. Mir fiel auf, dass es viele Brücken gibt, die die Welten von Patienten und Pflegekräften verbinden können, dass aber manchmal einfach die Hinweisschilder fehlen.

Eigene Erfahrung

Ich kannte aus meinem beruflichen Hintergrund alle Fachbegriffe, lateinischen Krankheitsbezeichnungen und die meisten Abkürzungen, sodass ich nicht nachfragen musste. Aber ein verunsicherter Patient ohne medizinische Grundausbildung weiß mit einer Abkürzung wie »ND« nichts anzufangen. Und auch nichts mit »neck dissection«. Dass es sich um eine Lymphknotenausräumung handelt, hat mir niemand erklärt, obwohl der Arzt nicht wissen konnte, dass ich einen fachlichen Hintergrund habe.

Dieses Buch soll Pflegekräfte (und Angehörige) unterstützen, Krebspatienten in Krisenzeiten zur Seite zu stehen – und zu begleiten. Bewusst habe ich die Formulierung »zur Seite stehen« gewählt. Denn auch Pflegekräfte sind »nur« Menschen – mit Stärken und Schwächen, mit Mut und Angst, mit Mitgefühl und Abgrenzung, mit ihrer persönlichen Lebensphilosophie und Profession. Zur Seite stehen, im Schulterschluss und auf Augenhöhe. Sie sind Partner, aber dennoch eigenständig. Das ist der Spagat, den Pflegekräfte im Umgang mit Krebspatienten jeden Tag neu schaffen müssen.

Eine Krebserkrankung ist ein gravierender Wendepunkt im Leben eines Menschen. Ein Wendepunkt, an dem keine Wegweiser stehen. Wenden kann sich der Mensch in viele Richtungen. Er kann verzweifeln, trotzen, sich fürchten, resignieren, sich neu orientieren. Er kann kämpfen und mutig vorangehen. Das hängt von der jeweiligen Persönlichkeit, der Biografie und dem sozialen Umfeld ab. Es hängt aber auch davon ab, wie Pflegekräfte ihren Beruf verstehen, wie sie die Begleitung während des Krankenhausaufenthalts organisieren und sichern.

Die Aufteilung des Buchs orientiert sich an dem Verlauf, der allen Pflegekräften vertraut ist: Einigen einleitenden Worten (Kapitel 1) folgt das zweite Kapitel, Die Kraft der Worte – Kommunikation, im dritten Kapitel die Anamnese, die (bestenfalls) bei der Aufnahme erhoben wird. Im vierten Kapitel geht es um die Diagnose und damit um emotionale Reaktionen wie Unglaube und Fassungslosigkeit, Angst, Ärger, Wut und Trauer.

Im fünften Kapitel spielen der Krankheitsverlauf mit seinen geschlechterspezifischen Unterschieden und die Krankheitsbewältigung (Coping) eine wichtige Rolle. Ein auf den ersten Blick ungewöhnlicher Teilaspekt von Bewältigungsstrategien findet sich bei der Salutogenese in Kapitel 6. Wie passt Gesunderhaltung oder gesund bleiben mit einer chronischen (Krebs-)Erkrankung zusammen? In den aktuellen wissenschaftlichen Bezügen wird dies erst seit kurzer Zeit intensiv diskutiert. Ich halte diesen Ansatz für außerordentlich interessant und widme mich intensiv diesem Thema.

Weitere Schwerpunkte sind die Rollen der Angehörigen, Freunde und Mitpatienten. Sie haben eine wichtige, aber leider oft verkannte Rolle bei der Krankheitsbewältigung.

Das siebte Kapitel behandelt die Therapiebegleitung, wobei das besondere Augenmerk auf der Psychoonkologie liegt. Wenn der kurative Ansatz nicht mehr weiterverfolgt werden kann, kommt der palliative Ansatz als vierte Säule der Medizin in den Fokus. Palliative Care bei Krebspatienten ist Inhalt des achten Kapitels.

Die Begleitung zwischen persönlicher Betroffenheit und Profession und die »Selbstpflege« sind Inhalt des neunten Kapitels. Hier stelle ich noch einmal explizit die zur Seite stehende Pflegekraft in den Mittelpunkt. Das »letztendliche« Kapitel ist eine philosophisch-weltanschauliche Schlussbetrachtung zur eigenen Endlichkeit und Spiritualität.

In allem, was ich schreibe, erweise ich all jenen meine Hochachtung und meinen Respekt, die sich voller Empathie den Menschen zur Seite stellen, die diese Begleitung während einer Krebserkrankung dringend brauchen.

»ICH HABE ANGST« – WAS DEN UMGANG MIT KREBSPATIENTEN SO SCHWIERIG MACHT

Seien wir offen und beginnen wir mit dieser grundlegenden Frage: Was macht den Umgang und das Gespräch mit Krebspatienten so schwierig? Genau diese Frage stellten sich auch elf Pflegekräfte, die einen Palliative-Care-Kurs besuchten. Es dauerte nicht lange, da hatten sie eine ganze Reihe von Antworten gefunden:

- Die Angst, sich falsch zu verhalten, nicht die richtigen Worte zu finden; Angst vor den eigenen Gefühlen (»Vielleicht muss ich dann weinen!«)
- Die eigene Haltung zu Krankheit, Tod und Leben (»Dieser Patient ist gerade mal so alt wie ich!«)
- Das eigene Erleben, biografische Hintergründe (»Ich will nicht mehr an das Schicksal meiner Mutter erinnert werden.«)
- Die Befürchtungen (»Wird mir das auch passieren?«)
- Die Verletzbarkeit (»Ich möchte individuelle Schicksale nicht so nah an mich heran lassen, denn dann kann ich nicht funktionieren.«)
- Die Angst vor dem Kontrollverlust (»Ich werde vom Patienten und vom Arzt nicht ernst genommen, wenn ich Gefühle zeige.«)
- Die Angst vor dem Rollenverlust, vor der Verantwortung für das Leben (und Sterben) des Patienten; der Distanzverlust, wenn man nicht mehr die professionelle Pflegekraft ist, sondern »Mitverantwortliche«

Eines wird auf den ersten Blick deutlich: Es sind in erster Linie Ängste, die die Pflegekräfte blockieren. Tatsächlich lassen sich diese Ängste auch gar nicht wegdiskutieren. Sie werden Ihnen erhalten bleiben! Denn natürlich gibt es Patienten, die so alt sind wie Sie – und die sterben werden. Es wird Ärzte geben, die es unsäglich finden, wenn Sie Gefühle zeigen und vielleicht mit dem Patienten weinen. Es wird auch Patienten geben, die Ihre freundliche Frage unwirsch abschmettern.

Es geht aber gar nicht darum, Ihre Ängste zu bekämpfen und aufzulösen. Es geht darum, dass Sie diese Ängste haben, akzeptieren und dennoch eine menschenfreundliche, authentische und fachlich kompetente Pflege leisten. Sie finden, dass sei übermenschlich? Das ist es nur, wenn Sie Ihre Ängste nicht akzeptieren, sondern versuchen, sie zu vertuschen, sie nicht wahrzunehmen, sie zu bekämpfen. In diesen Augenblicken handeln Sie gegen sich und machen es sich schwerer als nötig. Statt zu sagen: »Ja, ich habe Angst«, sagen Sie Ihrem Körper: »Hör sofort auf damit, dass mir übel wird, dass ich unruhig bin – das kann ich jetzt gar nicht brauchen. Ich muss jetzt funktionieren.« Wie »hilfreich« das ist, haben Sie sicherlich schon oft erfahren.

Also: Sie können ruhig zugeben, dass Sie Angst haben. Sie können Ihrem Körper durchaus gestatten, dass er zittert und unruhig ist. Die nächste Frage ist dann nur, wie können Sie handeln und warum ergreift Sie das Leid eines Menschen, den Sie doch gar nicht kennen und den Sie »nur« als Patient auf Ihrer Station haben?

Bauer beschreibt in seinem Buch »Warum ich fühle, was du fühlst – intuitive Kommunikation und das Geheimnis der Spiegelneuronen« sehr eindrucksvoll, dass wir uns unserem Gegenüber, seinen Gesten, seiner Mimik und seinen Gefühlen nur sehr schwer entziehen können. So weiß jeder, wie ansteckend ist es, wenn der Nachbar gähnt. In Konferenzen lässt sich leicht ablesen, wie ähnlich die Sitzpositionen der Anwesenden sind. Mütter öffnen automatisch (und unbewusst) ihren Mund, wenn sie ein Kleinkind füttern (in der Hoffnung, dass das Kind es ebenfalls tut). Mütter fühlen sogar den Schmerz, den ihre Kinder z. B. bei einem Sturz spüren. Sie verziehen unwillkürlich ihr Gesicht und im CT zeigt sich eine erhöhte Aktivität im Schmerzzentrum. Die Ursache für diese und andere Phänomene liegt in den sogenannten »Spiegelneuronen«[2]. »In der Medizin sind Spiegelungen und Resonanz eines der wirksamsten Mittel zur Heilung, in der Psychotherapie sind sie eine wesentliche Basis für den therapeutischen Prozess«[3]. »Wie kommt es, dass wir bei anderen Menschen intuitiv wahrnehmen können, was los ist? Auch ohne Worte, ja manchmal sogar entgegen dem, was gesagt wurde, erkennen wir oft nur zu gut, was andere wirklich beabsichtigen oder sich wünschen. Menschen, dies wird an diesem Beispiel deutlich, leben in einem gemeinsamen, zwischenmenschlichen Bedeutungsraum, der es uns ermöglicht, die Gefühle, Handlungen und Absichten anderer intuitiv zu verstehen.«[4]

Sie können Ihre Spiegelneuronen nutzen, wenn Sie mit Krebspatienten umgehen, also Ihrer Intuition folgen und wahrnehmen, wie der Patient sich gibt, wie er handelt, wie er spricht oder schweigt. Fatal werden Äußerungen von Pflegekräften erst dann, wenn sie aus ihrer Angst heraus handeln. Dann fallen die berühmten Äußerungen von »Das wird schon wieder!« bis »Nun reißen Sie sich mal zusammen.« Das sind Äußerungen, hinter denen die oben beschriebenen Ängste stehen. Es sind Äußerungen, die nur eines deutlich machen: Die Pflegekraft kann mit ihren eigenen Ängsten nicht umgehen und möchte auch nicht damit konfrontiert werden. Wer es dagegen zulassen kann, die Angst des Patienten zu spüren, seine Wut oder seine Verzweiflung, wird anders reagieren. Das gilt natürlich nicht nur für Pflegekräfte, sondern auch und erst recht für Ärzte, da die Spiegelung großen Einfluss auf die Krankheitsbewältigung und die Heilung hat.

---

[2] Ein **Spiegelneuron** (Plural: *Spiegelneurone* oder auch *Spiegelneuronen*) ist eine Nervenzelle, die im Gehirn von Primaten während der Betrachtung eines Vorgangs die gleichen Reize auslöst, wie sie entstünden, wenn dieser Vorgang nicht bloß (passiv) betrachtet, sondern selbst (aktiv) durchgeführt würde. (Wikipedia [Zugriff am 14.12.2010])

[3] Bauer 2006, S. 8

[4] Ebd., S. 15

Eigenes Erlebnis

Als ich nach der OP auf den endgültigen Histologiebefund wartete, kam eine Pflege-kraft in mein Zimmer und ich fragte, ob der Befund schon da sei. »Nein,« sagte sie, »und ich hoffe, die Diagnose bestätigt sich nicht, sonst haben Sie wirklich noch einiges vor sich.«

In meiner Situation war das genau richtig, sie hat mir nichts über die Ernsthaftigkeit vorgemacht und ich konnte spüren, dass sie wirklich mit ihrer Sorge, Angst und Hoffnung bei mir war.

»Das gleiche gilt … ganz allgemein für jede Begegnung zwischen jemandem, der Heilung sucht und jemandem, der zu heilen versteht. Unklar war jedoch bisher, auf welcher neurobiologischen Grundlage sich Spiegelvorgänge abspielen. Der Einfluss, den sie im Heilungsprozess haben, wird unterschätzt. Wenn jemand einen Arzt oder Therapeuten aufsucht, dann stehen sich nicht nur eine Gesundheitsstörung und ein medizinischer oder psychologischer Experte gegenüber. Es begegnen sich vielmehr zwei Personen, deren Einstellung und Erwartungen zu intuitiven Wahrnehmungs- und Spiegelungsabläufen führen, die den Behandlungserfolg stärker beeinflussen als manche therapeutischen Maßnahmen.«[5]

Es ist hilfreich, die Möglichkeiten der Spiegelung bereits bei der Diagnosemitteilung zu berücksichtigen, aber auch während des gesamten Krankheits- bzw. Behandlungs-verlaufs. Hier sind (Handlungs- und Heilungs-)Ressourcen, für das therapeutische Team und den Patienten, vorhanden, die genutzt werden können. Die norwegischen Ärzte und Psychiater Gunnar Cramer und Dag Furuholmen halten die Spiegelung für eine wesentliche Kommunikationsfähigkeit. »Missverständnisse … entstehen oft, weil Menschen aneinander vorbeireden oder fehlinterpretieren, was der andere sagt. Oft fokussiert man weniger auf die Intention der Botschaft, sondern verstrickt sich in den Details und bringt damit die nachlassende Kommunikation ins Rollen. Eine gute Methode, dies zu verhindern, ist das aktive Zuhören, das aus zwei Schritten besteht: Im ersten Schritt geht es darum, sich so hinzusetzen, wie der andere es tut, oder zu versuchen, die Körpersprache des anderen zu imitieren. Das bewirkt beim anderen das Gefühl, verstanden und gesehen zu werden. Gleichzeitig kann der Zuhörer sich auf diese Weise besser in den Sprechenden hineinversetzen. Sie können darüber nach-denken, wie Sie selbst sich fühlen, wenn Sie auf diese Weise dasitzen und die gleiche Körperhaltung haben wie Ihr Gesprächspartner. … Zusätzlich zu diesem nonverbalen Spiegel können Sie auch den Inhalt dessen spiegeln, was der andere sagt. Beginnen Sie mit den Worten: ›Habe ich [Sie] richtig verstanden, wenn [Sie] meinen …?‹ Auf diese Weise wiederholen Sie das, was Sie verstanden haben.«[6]

---

[5] Ebd., S. 129
[6] Cramer & Furuholmen 2010, S. 106

2 »DIE KRAFT DER WORTE« – KOMMUNIKATION

Kommunizieren ist eine existenzielle und wesentliche Bedingung menschlichen Zusammenlebens. Im Krankenhaus und mit Patienten findet Kommunikation überwiegend direkt statt, deshalb gehe ich hier nicht weiter auf andere Kommunikationstechniken ein. Auch die verschiedenen Formen und Modelle sollen nur kurz erwähnt werden, da eine Vielzahl an Sekundärliteratur zu Verfügung steht. Das Sender-Empfänger-Modell von Schulz von Thun gehört in der Ausbildung zum Standard. Neuere Fachliteratur, die sich explizit mit der Kommunikation in der Pflege, mit Patienten und speziell im Krankenhaus befasst, ist im Literaturverzeichnis zu finden. Ich möchte hier nur einige wenige grundlegende Dinge sagen, die mir wichtig erscheinen.

> **Definition**
>
> Kommunikation, von (lat.) *communicare:* teilen, gemeinschaftlich tun, jemanden teilhaben lassen, mitteilen, sich besprechen.

»Kommunikation ist ein sozialer Prozess der Verständigung zwischen Menschen, die in einer räumlich-zeitlichen Beziehung zueinander stehen. Sie agieren medial miteinander, d.h. sie benutzen gesellschaftlich vereinbarte Zeichensysteme für ihren Handlungsdialog. Diese Interaktion hat verbale und nonverbale Anteile sowie bewusste und unbewusste Ebenen. Kommunikation ist intentional motiviert, entweder mit der Absicht der Beeinflussung oder zu Konsensbildung in einem herrschaftsfreien Diskurs. Im Idealfall kommt es bei den Kommunikationspartnern zur gemeinsamen Aktualisierung von Sinn; dabei regen sie sich über die Zuordnung von Bedeutungen gegenseitig zur Konstruktion von Wirklichkeit an.«[7]

Natürlich muss man nicht eine Unmenge wissenschaftliche Literatur gelesen haben, um kommunizieren zu können. Es ist uns praktisch schon in die Wiege gelegt. Denn schon in den ersten Momenten nach der Geburt findet Kommunikation statt; durch Berührung und Blickkontakt, die »nonverbale Kommunikation«. In der Begleitung von schwerkranken Patienten oder demenzkranken Menschen ist diese Form der Kommunikation oft die einzige Möglichkeit, um in »Kontakt« oder besser »in Beziehung« zu treten. Manchmal gibt es keine Worte, um in einer Situation Präsenz zu signalisieren. Das Halten der Hand, die Umarmung, die Hand auf der Schulter oder

---

[7] Elzer 2007, S. 37

eine Basale Stimulation sind dann Brücken, wenn es nichts zu sagen gibt oder sich die richtigen Worte nicht finden. Kleine Berührungen können unendlich viel aussagen, trösten, die Angst nehmen und Einsamkeit vertreiben. Wie schon Paul Watzlawick sagte:»Man kann nicht nicht kommunizieren.«

Im Krankenhaus ist Kommunikation auch ein Teil des Heilungsprozesses. Kommunikation und Heilung beruhen auf Gegenseitigkeit und Vertrauen. Jedes Gespräch hängt von der jeweiligen Situation ab und von den beteiligten Persönlichkeiten, von Berufs- und Rollenverständnis. Ein kleines ABC der Kommunikation gibt Reinhold Gestrich in seinem Buch »Gespräche mit Schwerkranken«:

- Den anderen aufnehmen – aufmerksam sein für ihn – seine Äußerungen aufgreifen
- Beziehung schaffen – betroffen sein – begleiten
- Da sein – ein Du sein
- Sich einfühlen – ernst nehmen – ermutigen
- Fragen stellen – freundlich sein – freilassen
- Offen gestellte W-Fragen (was, wo, warum?)
- Geduld haben – Geborgenheit vermitteln – Grenzen respektieren
- Helfen – handeln – heilen (behandeln beinhaltet das Wort »Hände« = nonverbale Kommunikation)
- Sich informieren – Interesse zeigen – individuell betreuen
- Kennen lernen – konfrontieren – um Körpersprache kümmern
- Mensch bleiben – Macht vermeiden – Mitgefühl zeigen
- Nicht direktiv – nicht bagatellisierend – nicht verallgemeinernd
- Ohne Lösung – ohne Ratschlag – ohne Instrumente
- Patientenzentriert – psychosomatisch – psychotherapeutisch
- Qualen lindern – Quellen suchen – Qualität sichern
- Richtigreagieren – Ruhe bewahren – Rechte beachten
- Suchen – sehen – Schauen nach …
- Umgehen mit Unterdrücktem und Unbewussten
- Warten können und weise sein – Wahrhaftigkeit üben – mit Widersprüchlichem umgehen
- Zuhören – zueinander finden – zum rechten Ziel gelangen[8]

2.1 Reden

Für eine Gesprächseröffnung gibt es kein Patentrezept, wohl aber ein paar klassische »Eröffnungstechniken«: Gehen Sie auf den Patienten zu, setzen Sie sich zu ihm (auf Augenhöhe gehen), begrüßen Sie ihn freundlich (seinen Namen wissen Sie natürlich

---

8   Vgl. Gestrich 2006, S. 57–62

oder erfragen ihn) und stellen Sie vor allem sich vor. Mit diesen kleinen Techniken schaffen Sie eine freundliche Atmosphäre, in der sich der Patient willkommen fühlt.

Vielleicht kennen Sie bereits seine Biografie, wissen etwas über seine soziale Situation, über den Stand der Aufklärung und was er verstanden und akzeptiert hat (oder nicht). Rechnen Sie damit, dass Sie in Gesprächen sehr schnell in die Tiefen kommen und damit an Ihre Grenzen von Nähe und Distanz. Es ist angebracht zu erkennen, wo die Pflegekraft sich selber schützen muss und wo Hilfe angeboten werden kann.

Der Versuch herauszufiltern, wer eigentlich die Hauptbezugsperson ist, Patient oder Angehörige, gelingt nicht immer auf Anhieb. Manchmal tritt das Leid der Angehörigen stärker in den Vordergrund als die Erkrankung des Patienten.

Verlangsamen Sie das Gesprächstempo – dann prasseln Sie nicht mit eine Flut von Aussagen auf den Patienten ein, er kommt dann wohlmöglich mit den Antworten gar nicht nach. Sprechen sie beschreibend, nicht wertend. Schauen Sie gemeinsam auf die Situation – im Schulterschluss mit dem Patienten.

Entmündigen Sie ihn nicht, in dem Sie erwarten, dass er Ihre Ansichten teilt oder sogar übernimmt. Ihr Ego hat bei den Entscheidungen des Patienten nichts zu suchen. Manchmal ist es schwerer einen Schritt zurück zu treten, als voran zu gehen.

In einigen Kommunikationsbüchern heißt es: »Wer fragt, führt«. Das mag z. B. für ein Vorstellungsgespräch oder eine geschäftliche Verhandlung nützlich sein, aber nicht unbedingt für einen Dialog auf Augenhöhe. Deshalb: Fragen Sie, aber erspüren Sie, wann Ihr Gegenüber nicht antworten will – und akzeptieren Sie die Verweigerung und das Schweigen.

Stellen Sie sich zu Beginn des Gesprächs die Frage, was Sie erreichen wollen, was die Botschaft ist und welche Rolle/Haltung Sie zu dem Thema haben. Sie müssen nicht mit dem Anspruch in das Gespräch gehen eine Lösung herbei zu führen und Ratschläge zu geben – Sie werden wahrscheinlich scheitern, denn der Patient bestimmt das Ergebnis und die Lösung ist in ihm selbst.

2.2   Schweigen

Dem amerikanischen Schriftsteller Ernest Hemingway wird folgende Aussage zugeschrieben: »Man braucht zwei Jahre, um sprechen zu lernen und fünfzig, um schweigen zu lernen.«

Schweigen als kommunikativer Akt setzt also die Fähigkeit zu sprechen voraus. Beruflich sind Sie als Pflegekraft schon per Arbeitsvertrag zum Schweigen verpflichtet – wenn es um Patientendaten und Diagnosen geht. Das führt im Dialog mit Angehörigen manchmal zu Schwierigkeiten, weil Sie nicht unbedingt wissen, was der Arzt schon gesagt hat, weil die Angehörigen Informationen »erbetteln« oder weil Sie bestimmte familiäre Verflechtungen nicht kennen. Arbeitsrechtlich und gesetzlich sind Sie also durch die Schweigepflicht gebunden.

Sprachlosigkeit und Schweigen ist nicht dasselbe. Sprachlosigkeit zeugt oft von der Angst, etwas Falsches zu sagen, was eher Pflegekräfte betrifft. Aber oft schweigen auch die Patienten, weil sie vor Angst sprachlos sind, oder einfach einen Dialog verweigern, weil sie unsicher sind, ob sie ihren Emotionen trauen können und sie aussprechen dürfen. Vielleicht ist es aber auch die Sehnsucht nach Stille, die einen Patienten mit einer lebensbedrohlichen Erkrankung verstummen lässt.

Eigenes Erlebnis

Nach der Bekanntgabe des Histologiebefundes kam eine »diensterfahrene« ältere Schwester in mein Zimmer, zog sich einen Besucherstuhl an mein Bett und sagte gar nichts. Sie saß einfach nur da und schwieg mit mir – es gab nichts zu erklären oder zu sagen – sie war einfach nur mit mir und für mich da.

Der dänische Religionsphilosoph Edlef Bucka-Lassen spricht vom Schweigen als Heilmittel für innere Erkrankungen. Schweigen kann also auch heilsam sein. Wenn eine Pflegekraft dieses bewusst gewählte Schweigen bricht, übt sie Macht aus, da sie in einen Raum der Stille eindringt. Für das »Aussprechen« haben wir viel Verständnis. Ganze Berufsgruppen leben davon, dass Menschen ihre Probleme aussprechen können. Für das »Ausschweigen« haben wir wenig Verständnis, weil es uns in unserer Gesellschaft zunehmend fremd ist. Akzeptieren Sie das Schweigen des Patienten – er wird signalisieren, wenn er mit Ihnen sprechen will.

Auch Pflegekräfte schweigen manchmal – weil es nichts zu sagen gibt, aus Respekt, aus Angst oder Unsicherheit. Schweigen ist in klösterlichen Gemeinschaften nichts Besonderes. Es ist dort Teil des Lebens und wird dort als geistiger Weg zur Selbsterkenntnis, des Loslassens und des Einswerdens (mit Gott) verstanden.

Schweigen hilft Ihnen in der Pflege, auch Abstand zu gewinnen gegenüber Ärger, Aufregung, Stress und Angst. Und es verschafft dem Patienten Raum und Ruhe und Sie schweigen und hören zu …

2.3   Aktives Zuhören

Aktives Zuhören ist ein Prozess, der volle Konzentration erfordert. Es geht nicht darum, Probleme zu lösen, sondern den Gesprächspartner lediglich bei der Problemlösung zu unterstützen. Aktives Zuhören bedeutet, zwischen den Zeilen lesen und es setzt den Willen zur partnerschaftlichen Kommunikation voraus.[9]

Zuhören ist also mehr als passives Anwesendsein. Der amerikanische Psychologe Carl Rogers erklärt das aktive Zuhören mit Achtsamkeit und dem Verstehen, was der andere Mensch ausdrücken will, indem er verbalisiert und zusammenfasst, was der Patient gesagt hat. Es geht also um konkretes Verstehen und das Signal an den Patienten, das große Ohren da sind, denen man unendlich viel anvertrauen kann, und dazwischen ist eine Seele, die, was immer der Patient sagt oder nicht sagt, nicht verurteilt, und ein Mensch der ihn versteht und mit ihm zu fühlen versucht[10].

2.4   Empathie und Dasein

»Empathie ist mehr als spontanes Mit-Fühlen, das uns angesichts der Gefühle anderer Menschen überkommt und vielleicht sogar zu Tränen rührt. Wenn wir mitfühlen, erinnern wir uns, wie Traurigkeit, Freude oder Zorn ›sich anfühlt‹, wir teilen diese Erfahrung und können deshalb auch trösten, uns mitfreuen oder aufregen. So entsteht eine gefühlsbetonte, aber im Grunde nur oberflächliche Gemeinsamkeit zwischen Menschen.

Empathie ist weit mehr als das. Sie beschreibt die Fähigkeit, die Erfahrung eines anderen Menschen zu verstehen und darauf angemessen zu reagieren. Empathie teilt nicht nur Gefühle, sie versucht zu verstehen, was den Gefühlen zugrunde liegt. Deshalb setzt Empathie sorgfältiges Zuhören und genaue Beobachtung voraus. Wir versuchen deshalb, die Welt mit seinen Augen zu sehen, ›in seine Schuhe zu schlüpfen‹. Erst dieser Wechsel der Perspektive (und die vorübergehende Aufgabe der eigenen) eröffnet uns ein Verständnis über das Mitfühlen hinaus. Erst wenn wir ›lesen‹ können, was ein anderer Mensch denkt und fühlt, was er vorhat, welche Motive oder Komplexe ihn antreiben, wie er wirklich zu uns steht, können wir auf ihn eingehen.«[11]

Diese Erläuterung macht den Unterschied zwischen Mitleid, Mitgefühl und Empathie sehr deutlich. In einigen Schulen wird auch der Begriff »Achtsamkeit« verwendet. Womit wir auf den Begriff »care« stoßen, der in den Kapiteln 8 und 9 noch einmal

---

[9]   Harms-Schulze, C.: Unveröffentlichtes Skript zum Seminar »Bad News – Gesprächsführung,« 01.10.09
[10] Vgl. Bucka-Lassen 2005, S. 53
[11] Ernst 2010, S. 19

Beachtung finden wird. Beim »Dasein« und empathischen Begleiten eines schwerkranken Patienten geht es also um eine Grundhaltung, die Sie gegenüber Ihrem Beruf, Ihrer Profession, aber auch in Ihrer eigenen Biografie einnehmen.

Carl Rogers spricht von »bedingungsloser Annahme«[12] und »Echtheit«. Von dem Beziehungsmodell ausgehend hat Gestrich folgende Haltungen im Umgang und im Dasein für die Patienten identifiziert:

- Haltung des Sich-Anbietens für die Begleitung
- Haltung der Zugewandtheit und Sympathie
- Haltung der Aufmerksamkeit und der Gegenwärtigkeit
- Haltung der Solidarität und Teilnahme
- Haltung der Bereitschaft und der Geduld
- Haltung der Unaufdringlichkeit und des Respekts
- Haltung des Machtverzichts und der Bescheidenheit
- Haltung der Echtheit und Schlichtheit
- Haltung der Offenheit für die tieferen Bewegungen in der Seele der Patienten
- Haltung der Zeit und des Raum Gewährens und des sich selbst Zeit und Raum Nehmens[13]

»Haltung

Von halten, anhalten. Wenn wir eine geistige Haltung zu etwas einnehmen, müssen wir für einen Moment innehalten und uns auf den Punkt bringen. So entsteht Halt. Der inneren Haltung folgt die körperliche, aufrichtige und aufgerichtete Haltung.«[14]

Auf die Frage, was Sie für eine empathische Haltung brauchen, nannten die Pflegekräfte aus dem schon genannten Palliative-Care-Kurs Folgendes:

- Raum und Zeit
- Neutralität – keine (Be)Wertung
- Objektivität
- Glaube und Spiritualität
- Eine eigene Rolle, um damit ihre Aufgabe und das Ziel festlegen zu können.
- Information (zum Aufklärungsstand, sozialer Hintergrund)
- Bereitschaft mitzugehen
- Unterbewusstes ins Bewusstsein holen

---

[12] Sie werden sich zu Recht fragen, wo Ihre Gefühle dabei bleiben und das Sie sich nicht in jede Krankengeschichte verlieren können. Dieser wichtige Aspekt wird im nachfolgenden Kapitel explizit Beachtung finden.

[13] Vgl. Gestrich 2006, S. 52

[14] Schaffer-Suchomel 2007, S. 213

Fragen Sie sich jetzt, wie Sie das erreichen können, lehnen Sie sich entspannt zurück: Sie haben das alles schon weitgehend gelernt. Sonst wären Sie nicht mehr im Job und würden sich nicht mit dieser Thematik beschäftigen.

Trotzdem kann es hilfreich sein, wenn Sie sich (mal wieder) die Frage stellen, warum Sie eigentlich für diesen Beruf angetreten sind. Was war und ist Ihre Motivation? Welche Beweggründe gab und gibt es, aus denen heraus Sie eine bestimmte Fachrichtung eingeschlagen haben? Was treibt Sie an? Wie ist Ihre Haltung gegenüber dem System Gesundheit? Wie ist Ihre Haltung zu Menschen, egal ob krank, alt oder verwirrt? Wie stehen Sie zu Ihrem Team und zu Ihren Vorgesetzten? Ist Ihre Haltung von Respekt und Achtung geprägt? Auch für sich selber? Achten Sie auf sich?

So wie Sie im Leben »unterwegs« sind, spiegeln Sie den Patienten Ihre Haltung und Ihre Empathie. Sie werden sich Ihnen öffnen und anvertrauen, wenn Sie reflektiert mit Ihren Emotionen umgehen. Wer sagt, dass sich eine Krankenschwester nicht vor einem Gespräch fürchten darf? Oder Ekel vor einem Verbandwechsel empfinden darf? Seien Sie authentisch – dann sind Sie ganz da.

3 »BITTE NUR GANZ KURZ« – VON ANAMNESE UND AUFNAHME

Am Anfang steht die Anamnese. Möglichst klar und deutlich soll der Patient seine Beschwerden schildern, damit sich der Arzt ein Bild machen kann. »Tatsächlich werden medizinische Diagnosen in ihrer großen Mehrheit – zu etwa 70 bis 90 Prozent – allein aufgrund dessen gestellt, was der Patient oder die Patientin erzählt.«[15] Das klingt beruhigend, offensichtlich wissen Patienten oft, was ihnen fehlt bzw. können entscheidende Hinweise auf die Ursachen ihrer Erkrankung geben. Leider ist es manchmal so, dass Ärzte darauf wenig Wert legen: »Einer Studie zufolge hören Ärzte im Durchschnitt 16 Sekunden lang zu, bevor sie zum ersten Mal eingreifen – manche unterbrachen den Patienten schon nach drei Sekunden.«[16]

Unberücksichtigt in der normalen Stationsroutine bleibt, dass bereits einige »Empfänge« vorausgegangen sind. Meist waren die Patienten schon in der Aufnahme, wurden registriert und stationär aufgenommen. In diesen formalen Aufnahmesituationen mutierte ein menschliches Schicksal zu einer DRG, eine Station wurde zugewiesen, Klebeetiketten wurden überreicht, damit später Blutröhrchen, Sono-, Röntgen- und andere Anforderungsscheine identifiziert werden können.

Wenn alles gut läuft, »darf« der Patient gleich in sein Zimmer. Manchmal ist der vorherige Patient aber noch gar nicht weg. Dann bleibt nur der Platz im Wartebereich oder auf dem Flur. Menschen in (meist) weißer Kleidung laufen geschäftig vorbei – Mitpatienten (vielleicht mit sichtbaren Zeichen ihrer Erkrankungen) gehen vorüber. Über allem liegt dieser Geruch von Desinfektionsmitteln.

Mit dem Einzug in ein Patientenzimmer gibt man seine Identität als autonomer Mensch ab – so oder ähnlich empfinden es viele Krebspatienten, wenn sie ein Bett zugewiesen bekommen. Der persönliche Lebensraum reduziert sich auf ein klinisch sauberes Bett, ein Nachtschränkchen und einen Schrank, der nach altem Turnschuh riecht.

Wie hilfreich wäre es, dem neu aufgenommenen Patienten zu sagen, dass Sie um seine Wahrnehmungen wissen! Das baut eine erste Brücke, zeigt Empathie und schafft Vertrauen.

---

15 Sanders 2009, S. 40
16 Ebd., S. 41

Doch stattdessen werden rasch organisatorische Dinge angesprochen: »Der Stations-arzt wird Sie aufnehmen.« – »Füllen Sie schon mal den Speiseplan aus« (als ob ein Mensch in dieser Situation an Essen denken würde) – »Legen Sie sich doch schon mal ins Bett.« Aus einer Person wird im Handumdrehen ein Objekt: der Patient. Die Subjektivität eines Menschen geht spätestens mit dem Ablegen der Alltagsbekleidung verloren. Welchen Grund gibt es eigentlich dafür, sich einer breiten Öffentlichkeit (Ärzten, Pflegekräften, etc.) in schlabberigen Jogginghosen, Trainingsanzügen, Nacht-hemden oder Schlafanzügen zu präsentieren?

Manchmal findet bei der Aufnahme eines Patienten auch ein erster Kontakt mit den Angehörigen statt (ich gehe später noch intensiver darauf ein). Sie sind ebenso aufge-regt und »desorientiert« wie der Patient. Schließlich geben sie einen nahen Menschen in die Obhut völlig fremder Menschen und in eine fremde Umgebung. Allzu rasch müssen sie gehen, schließlich soll der Betrieb nicht aufgehalten werden.

Eigenes Erlebnis

Die Aufregung und Anspannung meiner Angehörigen wurde von einer Schwester sofort erkannt und sie »verteilte Aufgaben«, wie Telefon anmelden usw. Das gab allen das Gefühl, nützlich zu sein und helfen zu können. Die »Aufnahmehektik« ent-spannte sich dadurch sehr gut.

Könnte es auch anders gehen? Was muss eigentlich passieren, damit eine Aufnahme nicht derart furchterregend und verwirrend abläuft? Die Lösung ist sehr einfach und kostet kaum Zeit: Achten Sie einmal darauf, wie Sie einen Patienten (und seine Ange-hörigen) begrüßen. Tun Sie das auf Augenhöhe? Wird ein Patient liegend oder sitzend auf die Station gebracht, ist er in einer unterlegenen Position. Die Höhe des Kopfes repräsentiert die Wertigkeit – durch das Neigen des Kopfes, das Ver- und Vorbeugen zollen wir unserem Gegenüber Respekt und begeben uns auf Augenhöhe. Der Blick-kontakt hat also etwas mit der Würdigung eines Menschen zu tun. Sie wissen sicher, wie es sich anfühlt, wenn sie am Bankschalter stehen und der Berater schreibt und spricht gleichzeitig mit Ihnen. Sie fühlen sich unwohl, weder ernst noch wahrgenom-men. Genau das hat aber der Patient, der voller Angst und Unsicherheit auf Ihre Sta-tion kommt, nicht verdient.

Ein Lächeln zur Begrüßung

Durch ein Lächeln, das Entgegenstrecken der Hände und ein freundliches »Guten Tag« signalisieren Sie ohne große Mühe, das Sie ohne aggressive Absichten sind, dass niemand vor Ihnen Angst haben muss. Wenn Sie dann noch auf Augenhöhe gehen, haben Sie keine zusätzliche Zeit vergeudet, sondern schon in den ersten Minuten für ein wenig Entspannung beim Patienten gesorgt.

Nach der Aufnahme folgen erste Untersuchungen, der Patient wird durch scheinbar endlose Gänge geschickt, deren Systematik sich nur Eingeweihten erschließt. Wieder und wieder wird er von fremden, sehr beschäftigten Personen in Empfang genommen.

Überhaupt sind alle sehr beschäftigt und verweilen nicht. Man hat als Patient fast ein schlechtes Gewissen, »nur dazusitzen« und zu warten, dass man aufgerufen wird. Viele liegen, sitzen oder stehen in der Wartezone – in der »bequemen, schnell abzulegenden Bekleidung«. Manchmal kommt es zu kleinen Kontakten, zum Austausch erster Informationen zwischen den Patienten (»Die sind hier immer so drauf – haben wohl viel zu tun.«).

Ist die Untersuchung vorbei, erfährt der Patient erst einmal – nichts. »Der Befund geht auf Station, der Stationsarzt bespricht alles mit Ihnen«, heißt es lapidar zum Abschied, wenn überhaupt etwas gesagt wird. Verwirrt, vielleicht zusätzlich verängstigt oder sogar mit Schmerzen durch die Untersuchung kommt der Patient zurück in sein Zimmer.

Er wird auch dort kaum Zeit finden, um seine Gedanken zu sortieren. Pflegekräfte kommen ins Zimmer – bestenfalls klopfen sie an, warten aber wahrscheinlich nicht auf eine Eintrittsaufforderung. Zu groß ist der Druck, allen Patienten gerecht zu werden. Der eigene Anspruch ist hoch, berichten viele Pflegekräfte. Ärzte der unterschiedlichen Disziplinen untersuchen, erfragen Symptome, erheben eine Anamnese. Und immer ist da die Angst des Patienten, wenn die Tür sich öffnet: »Was passiert jetzt schon wieder, welche Untersuchung kommt noch? Hat der Arzt schon eine Nachricht für mich?«

Von Ruhe ist auch nachts nicht viel zu merken – viele Patienten schlafen schlecht, wegen der fremden Umgebung, den schnarchenden Mitpatienten, der Nachtschwester, die dauernd reinschaut. Doch bei allem Stress soll der Patient »funktionieren«! Bei der Anamnese hat er sich kurz zu fassen; medizinische Begrifflichkeiten auf Kommando zu verstehen; Untersuchungen bitte klaglos, fraglos und schnell zu absolvieren; auf intimste Fragen bitte ohne Emotionen sofort antworten. Und nach all dem kommt auch noch eine Pflegekraft – »Wir machen jetzt die Pflegeanamnese!« und mancher Patient stellt sich vielleicht die Frage, warum er denn jetzt schon pflegebedürftig ist …

Compliance – von Anfang an

Mit wenig Aufwand schaffen Sie eine entspanntere Atmosphäre: Erklären Sie dem Patienten, warum Sie die Pflegeanamnese erheben.

- Geben Sie ihm die Gelegenheit, einmal das Kurvenblatt anzuschauen und erklären es ihm kurz.
- Achten Sie darauf, nicht unmittelbar nach anstrengenden Untersuchungen oder einem Arztgespräch aufzutauchen.
- Nehmen Sie ein bisschen Rücksicht auf die Würde des Patienten. Nicht jedem sind Fragen nach Stuhlgang, Hautauschlägen und Farbe des Urins angenehm, wenn auch noch andere Personen anwesend sind.

4 »DER STURZ AUS DER WIRKLICHKEIT« – DIE DIAGNOSE WIRD GESTELLT

Untersuchungen zur »Diagnosesicherung« stehen anfangs selbstverständlich im Vordergrund. Aber die ersten Stunden und Tage im Krankenhaus sind für Patienten extrem belastend. »Der Abschnitt der diagnostischen Abklärung, noch vor einer Operation, wird als der am meisten belastende, stressvollste Moment erlebt.«[17] Nordhouse (1989) spricht vom »diagnostischen Schwebezustand«: »Die Reaktionen und Gefühle der Kranken während der diagnostischen Phase können von Gleichgültigkeit bis zu großer Angst reichen.[18] Für die Menschen, die glauben, dass sie potentiell ernste Symptome haben, kann diese Zeitspanne zu einem diagnostischen Schwebezustand werden, weil ihr eigenes Leben und das ihrer Angehörigen in der Luft zu hängen scheint, solange sie auf die Nachricht warten, die ihre Ängste bestätigen oder zerstreut und die dazu führen, dass Symptome kontrolliert werden können.«[19]

Mit Ungewissheit können viele Patienten noch sehr viel schlechter umgehen als mit einer gesicherten Diagnose. Unruhe, Unzufriedenheit, Angespanntheit, Angst und Unsicherheit sind Teile dieser Gefühlspalette, die Patienten in dieser Situation durchleben. Wartezeiten in dieser Phase werden als »unendlich« erlebt. Minuten und Stunden werden zu einer gefühlten Ewigkeit. Wobei der Ausdruck »Ewigkeit« plötzlich eine ganz andere Wertigkeit bekommt, denn Gedanken um die eigene Sterblichkeit und den Tod sind erschreckend nahe gerückt. Die selbstverständliche Unversehrtheit des Körpers und die unangefochtene Funktionsfähigkeit aller Organe und Gliedmaßen sind plötzlich in Frage gestellt.

Die Angst als Begleiter

»Die diagnostische Phase kann traumatisch sein, besonders wenn sie sich verzögert oder mit der Feststellung einer physisch oder mental lähmenden oder unheilbaren Krankheit endet.« [20]

Natürlich haben nicht alle Patienten diese Gefühle – manche machen sich weniger Sorgen, verdrängen besser oder sind positiver gestimmt. Das ist abhängig von den Symptomen, an denen der Patient leidet und inwieweit er dadurch in seinem Alltag

---

[17] Nordhouse 1989
[18] Schneide & Conrad 1983
[19] Corbin & Strauss 2004, S. 43
[20] Corbin & Strauss 2004, S. 47

eingeschränkt ist. Manche Patienten gehen »Diagnosen einkaufen«, d. h. holen verschiedene Meinungen ein und verwerfen diejenigen, die nicht ihre eigene Meinung bestätigen. Auch Verhandlungen (mit Gott oder einer anderen höheren Macht) sind Reaktionen auf diesen Schwebezustand (»Wenn Du mich davonkommen lässt, dann werde ich …«). Zerstreuungen und verstärkte Aktivitäten im beruflichen, sozialen oder familiären Umfeld lenken ebenfalls vom eigentlichen Problem ab.[21]

Die Zeit der diagnostischen Klärung ist geprägt von einer Gratwanderung zwischen Hoffen und Bangen, von einem Gefühl des »unbestätigten Wissens«. Häufig »wissen« Patienten schon, wie ernst ihre Erkrankung ist, bevor die Ergebnisse von CT, MRT oder PET vorliegen. Gut gemeinte Aussagen wie »Nun warte es doch erst einmal ab« – »Die Hoffnung stirbt zuletzt« – »Es wird schon alles gut sein« vermitteln dem Patienten eher das Gefühl von Schuld, weil er nicht mithofft, sich hängen lässt, pessimistisch ist. Jede Pflegekraft erlebt häufig diese Wartesituation – aber was sagt man so einem Patienten? Auch hier gilt es, die eigene Intuition ernst zu nehmen. Das Wahrnehmen der eigenen Gefühle und das Spiegeln schaffen einen Kontakt, der weder übergriffig noch aufdringlich ist, sondern einfach zeigt, dass Sie da sind – egal, wie das Ergebnis der Untersuchung ausfällt.

Gespräche gegen die Angst

Die Begleitung zu den Untersuchungen ist eine gute Gelegenheit, Ängste zu nehmen. Manchmal reicht einfach ein Blick aus, eine freundliche Geste oder das Versprechen »Ich hole Sie nachher wieder ab« und vielleicht ein paar Worte über die kommende Untersuchung. All das schafft Vertrauen und baut Ängste ab.

Viele Untersuchungen machen Angst, weil sie die Patienten mit einer Hightech-Medizin konfrontieren, deren Funktion sie nicht kennen und die ihnen auch nicht erklärt wird. Die enormen Vorteile von CT oder PET sind in Fachkreisen wohl bekannt. Aber stellen Sie sich vor, wie sich jemand fühlt, der zum ersten Mal in eine enge Röhre geschoben wird.

Viele invasive Untersuchungen setzen eine ausführliche Aufklärung und schriftliche Einwilligung des Patienten voraus. Diese erfolgt in erster Linie durch den behandelnden Arzt und findet leider zu oft im Patientenzimmer statt, wo Mitpatienten unfreiwillig zu Zuhörern werden. Schlimmstenfalls erfolgt eine Aufklärung auf dem Flur oder vor dem Untersuchungszimmer.

---

[21] Vgl. Corbin & Strauss 2004, S. 44

Wie sensibel und verständlich die Untersuchung erläutert wird, hängt von der Persönlichkeit des Arztes, seiner Ausbildung und seinem empathischen Verständnis ab. Aber die äußeren Rahmenbedingungen sind ebenfalls wichtig. Dazu gehören natürlich ein angemessener Raum und die Zeit, auf Fragen einzugehen. Dann ist es gut, wenn Angehörige dabei sein können. Besonders ältere Patienten betrachten den Arzt als unfehlbare Autorität, die man nicht aufhalten darf. Familienangehörige oder Pflegekräfte können hier eine wichtige anwaltliche Hilfestellung geben, damit sich ein älterer oder verunsicherter Patient nicht ausgeliefert fühlt und bei Unklarheiten nachfragen kann.

Häufig findet nach diesen Aufklärungsgesprächen eine »Nachbesprechung« zwischen Patient und Pflegekraft statt. Pflegekräfte sind es, die Unverstandenes übersetzen und Fragen nach Details beantworten sollen, z.B. wie lange so eine Untersuchung dauert, ob es weh tut und ob man hingebracht wird. Es kostet nicht mehr als zwei, drei Minuten, diese Fragen kurz und freundlich zu beantworten. Es hilft einem Patienten aber ungemein, wenn er weiß, dass es nicht angenehm in der »Röhre« ist, aber dass die Bilder eine hervorragende Grundlage für eine sichere Diagnose sind.

Natürlich spielen Angst, Hoffnung und Entsetzen gravierende Rollen, wenn die endgültige Diagnose mitgeteilt wird. Wie in vielen Situationen gibt es aber auch in der Medizin nicht immer eine sichere, definitive Aussage. Manchmal müssen Patienten damit leben, dass nicht einmal eine sichere Diagnose gestellt werden kann.

4.1   Das Überbringen schlechter Nachrichten

Manchmal wird die Diagnose schonungslos mitgeteilt, ohne großes Mitgefühl oder Verständnis im Hinblick auf ihre Wucht. Doch die Diagnose kann auch vorsichtig und mitfühlend mitgeteilt werden. Die Reaktionen auf die Mitteilung der Diagnose reichen von Schock und Zweifel – »nicht mein Körper«, »nicht ich«[22] – bis zur Erleichterung darüber, dass endlich eine Diagnose vorliegt. Die Zeit scheint still zu stehen, während der Kranke oder das Paar versucht, die ihm mitgeteilten Informationen zu verarbeiten. Vergangenheit, Zukunft und Gegenwart scheinen in dem überwältigenden Augenblick der Mitteilung zu verschmelzen.«[23]

---

[22] Rosenberg 1980
[23] Corbin & Strauss 2004, S. 45

Wenn ein Patient zum ersten Mal die Diagnose »Krebs« hört, wird ihm schlagartig klar, dass in seinem Leben nichts mehr so sein wird, wie es noch vor ein paar Minuten war. Er wird vielleicht nicht überleben! Er hat vielleicht eine schmerzhafte, belastende Therapie vor sich, eine Operation, den Verlust seines Körperbildes. Viele Patienten beschreiben die Diagnosemitteilung als einen »Sturz aus der Wirklichkeit«. Letztlich wird unsere Täuschung, wir seien unsterblich, in diesem Moment zerbrochen. Krankheit, Leid, Sterben und Tod – all diese Vokabeln, die jeder gern vergisst und auf sich nicht anwenden möchte, drängen sich in den Vordergrund, überschatten zunächst alles. Auch vielleicht die optimistischen Töne in der Diagnose. Krebs ist nicht immer ein Todesurteil. Krebs ist nicht unheilbar. Aber hier überhört mancher Patient, was der Arzt ihm sagt. Das macht das Überbringen dieser Diagnose so schwierig: Das Wort »Krebs« wird vielfach synonym mit »Tod« gesetzt.

Eigenes Erlebnis

Besonders dramatisch sind Diagnosen via Telefon (z. B. weil eine Biopsie ambulant gemacht wurde). Man sitzt auf dem Küchenstuhl und hört: »Ich habe leider nicht so gute Nachrichten für Sie ….« Dann nur noch atmosphärisches Rauschen und den Rest hört man nur noch wie durch Watte und man ist ganz allein. Kein fachlich kompetentes Gegenüber, das man nach dem ersten Schock noch etwas fragen kann – denn wenn einem die Fragen einfallen, hat der Arzt schon aufgelegt und ist im nächsten Termin und damit telefonisch nicht erreichbar!

Insofern trägt der Überbringer der Diagnose eine große Last. Wer überbringt schon gern schlechte Nachrichten! In den meisten Fällen ist es der behandelnde Arzt bzw. Facharzt der diagnostischen Abteilung. Seltener sind Pflegekräfte bei der Mitteilung der Diagnose involviert. Später allerdings sind sie es, die die Emotionen des Patienten auffangen, wenn der Arzt den Raum verlassen hat.

Die Persönlichkeit des Überbringers, seine Einstellung, seine (Lebens-)Haltung und ein Berufsethos, die Erfahrungen mit anderen Patienten und die Beziehung zum Patienten spielen eine große Rolle. Hier ist Kommunikationstraining sicher hilfreich, aber auch die beste und einfühlsamste Gesprächsführung macht aus einer schlechten Nachricht keine gute.

»Wie sag ich es dem Patienten?«

Einige grundsätzliche Regeln gelten nicht nur für das Überbringen schlechter Nachrichten:
- Sorgfältige Vorbereitung der Information: Häufig werden Befunde verwechselt, manchmal sogar Patienten
- Hilfe holen: Manchmal ist es gut, die Anwesenheit von Angehörigen oder Pflegekräften abzuwarten
- Kein Fachchinesisch
- Informationen sorgfältig geben, Pausen und Stille akzeptieren
- Für eine ruhige Gesprächsatmosphäre sorgen: Der Flur oder neugierige Mitpatienten sind kontraproduktiv
- Zeitliche Ressourcen einplanen: Nicht den nächsten Termin schon vor Augen haben[24]

Es ist durchaus legitim, wenn der Nachrichtenübermittler auch für sich ein wenig Zeit braucht, um sich vor- und nachzubereiten, denn der nächste Patient hat dasselbe Recht auf ein gut vorbereitetes Gespräch. Es ist kein Zeichen von Schwäche, die eigene Betroffenheit und die eigenen Grenzen zu erkennen und zu beachten, sondern ein wichtiges Merkmal der Selbstpflegekompetenz (vgl. Kapitel 9).

Der »rote Faden« für das Gespräch ist ein Leitfaden zum Überbringen schlechter Nachrichten[25] mit der Bezeichnung SPIKES. Die Ziele:
- Sammlung der Informationen über den aktuellen Wissensstand des Patienten
- Mitteilung der medizinischen Fakten in Abhängigkeit von den Patientenbedürfnissen
- Unterstützung signalisieren
- Entwicklung eines Behandlungsplans

Das SPIKES-Modell hat folgende Phasen:

1. Setting
- Kontaktaufnahme (Blickkontakt/Händedruck)
- Sich vorstellen (Name/Funktion), ggf. Name des Patienten klären
- Angemessene Sitzposition einnehmen
- Zeitrahmen mitteilen

---

[24] Vgl. Langwitz 2002
[25] Baile 2000, 302–311

2. Perception (Vorwissen/Bewertung erfragen)
- Den Patienten ermutigen, seine Sichtweise darzustellen
- Zuhören und in verständlicher Sprache die Sichtweise des Patienten klären

3. Invitation
- Informations- und Beteiligungswunsch klären, zuhören

4. Knowledge (Wissensvermittlung)
- Vorwarnen
- Einfache Sprache (keine Fachwörter), kurze Sätze
- Abwarten (3 Sek.), Patienten ausreden lassen, ggf. angemessen unterbrechen
- Schrittweise Gabe von Informationen
- Informationen zusammenfassen/Patienten Informationen zusammenfassen lassen (Verständnis prüfen)

5. Emotion (Beziehung aufbauen)
- Körperhaltung zugewandt, angemessener Abstand, Blickkontakt halten
- Unterstützende, empathische Kommentare, Verständnis zeigen
- Dem Patienten Zeit geben nachzudenken und Fragen zu stellen
- Gefühle des Patienten wahrnehmen, ansprechen und benennen

6. Strategy & Summery (Behandlungsplanung, Verabschiedung)
- Wichtige Informationen zusammenfassen, klären, dass nichts vergessen wurde
- Individuelle Erwartungen, Hoffnungen und Behandlungsziele erfragen
- Weitere Vorgehensweise/Alternativen erläutern
- Sich der Entscheidungsbereitschaft des Patienten versichern
- Den Patienten nach seiner Meinung fragen
- Realistische Hoffnung vermitteln und Unterstützung zusichern
- Patienten ermutigen, bisher nicht genannte Aspekte zu benennen
- Verabschieden[26]

SPIKES ist eine von mehreren Methoden, deren Systematik überzeugt. Wenn Patienten das Gefühl haben, der Arzt oder die Pflegekraft hat diesen roten Faden in der Hand, fassen sie Vertrauen. Genau das braucht ein Patient in dieser Situation nötiger als alles andere. Entscheidend ist, dass aus der Diagnosemitteilung keine Inszenierung wird.

---

[26] Vgl. van Oorschot 2008, S. 121

4.2 Emotionale Reaktionen

Emotionen sind bei einer Diagnosestellung vielfältig und in erster Linie negativ. Das führt dazu, dass sie unterdrückt werden oder nicht gestattet sind. Genau das aber ist fatal. »Der Ausdruck von Gefühlen ist sehr wichtig, weil damit soziale Isolation vermieden wird und verbessertes Coping einhergeht. Unterdrückung von Emotionen und Vermeidung sind assoziiert mit schlechtem Coping.«[27]

Das bedeutet für Sie als Pflegekraft, den Patienten zu unterstützen, seine Emotionen auszudrücken und keinesfalls zu verleugnen und zu unterdrücken. Dabei ist es aber auch wichtig, ihm Zeit zu lassen. Nicht jeder kann sofort über seine Gefühle sprechen.

Mit der Diagnosestellung gerät der Patient in eine Krise. Schon hier beginnt der Bewältigungsmechanismus. Deshalb ist es so wichtig, einen guten Rahmen für diese Gespräche zu finden, da sie entscheidend zum weiteren Krankheits-, Behandlungsverlauf und der Be- und Verarbeitung der Erkrankung beitragen.

Krise

Eine Krise ist ein subjektiver Zustand nach einem plötzlich eintretenden, lebensverändernden Ereignis, das die Bewältigungsmöglichkeiten des Betroffenen (zeitweise) übersteigt.

Das Wort »Krise« leitet sich von dem griechischen Wort »crisis« ab, was so viel bedeutet wie »Entscheidung«. Im medizinischen Bereich ist die Krisis der Höhepunkt des Krankheitsverlaufs – also ein Wendepunkt. Das chinesische Schriftzeichen für »Krise« ist »Wej ji«, was sowohl »Gefahr« wie auch »gute Gelegenheit« bedeutet. Das impliziert, das eine Krise immer auch eine Chance für Veränderungen sein kann – wobei die Betroffenen bei Diagnosestellung dieses sicher nicht als erstes im Sinn haben. Grundvoraussetzung zur Bewältigung einer Krise ist die Stabilität, die sich in den vier Dimensionen des Menschseins darstellt:

1. Körperlich
2. Seelisch
3. Sozial
4. Spirituell

---

[27] Greer 1991
Pettingale 1984
Spiegel 2001

Diese Stabilität herzustellen bzw. wieder aufzubauen, fällt in den Bereich der Pflegekräfte und der Psychoonkologie (vgl. Kapitel 7.2). Eine Krisenintervention erfolgt in
der Psychotherapie in sechs Schritten:

1. Den Anlass der Krise verstehen: Erkennen der aktuellen Situation und Erhebung
   der wichtigsten Hintergründe der Krise und der allgemeinen Lebenssituation.
2. Eine gemeinsame Krisendefinition benennen und eine ressourcenorientierte
   Lösung erarbeiten: Dabei wird im ersten Schritt die benannte Krisendefinition kon-
   kretisiert und damit die Gesamtsituation klarer beschrieben. Eine mögliche Lösung
   wird probeweise in den Fokus genommen.
3. Gefühlen Ausdruck verleihen: Das Aussprechen von (negativen) Gefühlen, die
   sonst spannungs- und krankheitsfördernd sein können, erlauben.
4. Rückgriff auf vertraute Bewältigungsstrategien: mit der Fragestellung, wie der Patient mit früheren Krisen umgegangen ist und welche Ressourcen jetzt zur Verfügung stehen (Unterstützung aus dem sozialen Umfeld).
5. Nach neuen Lösungen suchen: intensive Beschreibung der Lösung auf allen Sinnes-
   kanälen, ohne Druck aufzubauen. Entscheidungen über Lebensveränderungen sollten erst bei einer relativen Stabilität getroffen werden.

Abschließender Rückblick und Bilanz: retrospektive Betrachtung nach einiger Zeit,
mit der Fragestellung nach der Veränderung der (benannten) Gefühle. Ist es gelungen,
Stabilität zu erreichen? Kann eine »Krisenprophylaxe« erreicht werden? Welche neuen
Seiten eröffnen sich im Leben und in dem Betroffenen selber?

Der Patient befindet sich also auf einer Achterbahn der Gefühle. Nicht nur die Qualität und Intensität der Gefühle wechseln, sondern auch ihr Spektrum:

- Angst, Nervosität, Unruhe
- Ungewissheit, Sorge, Ungeduld
- Auflehnung, Verzweiflung, Erschöpfung
- Niedergeschlagenheit, Depression, Apathie
- Trauer, Scham, Schuld
- Abhängigkeit, Ausgeliefertsein Werteverlust
- Ohnmacht, Ärger, Aggression[28]

Unglaube und Fassungslosigkeit, Wut, Trauer und Hilflosigkeit, Schuldgefühle und
Hoffnung sind in den Augen der Menschen zu sehen, die sich in einer Krise befinden
(siehe Kapitel 4.2 ff.). In Tschuschkes Buch zur »Psychoonkologie« formuliert Faller:
»… die wesentlichen psychischen, physischen und sozialen Belastungen, die mit der
Diagnose und Behandlung einhergehen[29]:

---

[28] Vgl. Gestrich 2006, S. 24
[29] Tschuschke 2006, S. 40

- Todesdrohung
- Verletzung der körperlichen Unversehrtheit
- Autonomieverlust
- Verlust von Aktivitäten
- Soziale Isolierung, Stigmatisierungsangst
- Bedrohung der sozialen Identität und des Selbstwertgefühls[30]

Ein Gefühl, das sich unmittelbar einstellt und durch alle Krankheitsphasen zieht, ist die Frage nach der Schuld. Ist die Krankheit eine Strafe? Im Rahmen einer Brustkrebsstudie fragte Hans Becker nach dem »Wie« und »Warum« der Erkrankung. Ca. 30 Prozent der Befragten verbanden ihre Krankheit mit der Vorstellung von Schuld und Strafe.[31] Bei der verzweifelten Suche nach Gründen für die Erkrankung schwingt häufig die Frage nach getanem Unrecht mit. Was hat der Patient sich »zuschulden« kommen lassen, für das nun der Krebs die Strafe ist?[32]

Hier wird noch einmal die Frage nach den verschiedenen Krankheitstheorien bzw. dem Krankheitsverständnis deutlich.

Seine Krankheit verstehen

Durch die Sozialisation, kulturelle Einflüsse und die Biografie ist das »Verstehen« von Krankheit individuell sehr unterschiedlich. Auch religiöse Aspekte spielen eine nicht unerhebliche Rolle. Es wäre distanzlos, unethisch und unprofessionell, einem Patienten auch nur in Ansätzen das Gefühl zu vermitteln, er sei selber an seinem Lungenkrebs schuld – er hätte ja nicht zwei Schachtel Zigaretten pro Tag rauchen müssen …

Nehmen Sie den Patienten die Last von den Schultern, sich auch noch damit beschäftigen zu müssen. Niemand ist schuld an seiner Erkrankung oder seinem Rezidiv. Hier kommen wir in den Bereich eines ethischen Diskurses, der am Ende des Buchs etwas ausführlicher aufgegriffen wird.

Zunächst gilt: Jeder Mensch hat seine eigene Strategie, mit Krisen im Leben umzugehen. Manche weinen, schreien, toben, laufen weg oder ziehen sich zurück. Nichts davon ist falsch! Pflegekräfte sollten sich davor hüten, irgendeine Reaktion zu bewerten. Ihre Aufgabe ist es, adäquat auf eine Reaktion einzugehen. Bewusst vermeide ich den Ausdruck »reagieren«, denn das setzt eine Aktion voraus und rückt damit die

---

[30] Faller 1998
[31] Becker 1984
[32] Vgl. Stähli 2004, S. 37

Pflegekräfte in den Mittelpunkt. Es ist aber der Patient, der im Mittelpunkt steht. Seine Reaktion ist das Maß der Dinge. Auf einen Menschen einzugehen bedeutet, ihn zu würdigen und gewähren zu lassen. Sie müssen nicht immer reagieren, etwas tun oder sagen – aber »da sein« sollten Sie, wenn der Patient es wünscht (vgl. Kapitel 2.4).

Die Aufgabe der Pflegekräfte ist es, Gefühle wahrzunehmen, nicht zu (be)urteilen und zu (be)werten. Wahrnehmung hat mit Beobachtung, Sehen und Hören zu tun und ist erst einmal frei von Interpretationen jeglicher Art. Das fällt natürlich schwer, da wir alle das Produkt unserer Erfahrungen, Vergangenheit, unserer Werte und Normen sind. Es lässt sich aber durchaus lernen, diesen Automatismus zu durchbrechen, indem Sie sich immer wieder bewusst machen, ab wann Sie nicht nur wahrnehmen, sondern bewerten oder beurteilen.

Erst atmen, dann reden – oder schweigen

Atmen Sie tief ein und aus und suchen Sie sich ein zweisilbiges Wort – z. B. DAN-KE, RU-HE, GNA-DE – die erste Silbe zum Einatmen – die zweite Silbe zum Ausatmen. Nehmen Sie ein schönes Wort, das eine wichtige Bedeutung für Sie hat. Damit lässt sich auch vor dem Einschlafen, beim Spazierengehen oder beim Beten oder Meditieren zur Ruhe kommen. Die Mönche nutzen diese Methode zur Kontemplation (**Kontemplation** (von lat. *contemplare*: »anschauen, betrachten«) bedeutet allgemein Beschaulichkeit oder auch beschauliche Betrachtung.[33]

4.2.1 Unglaube und Fassungslosigkeit

»Hier muss eine Verwechslung vorliegen!« – »Ich doch nicht!« – »Das kann ich nicht glauben – das gibt es doch nicht!« Die Ungläubigkeit, dass das Schicksal zugeschlagen hat, ist überwältigend und macht die Patienten fassungslos.

Jenseits der Vorstellung

»Fassungslos/unfassbar ist, was wir nicht mehr (ein)fassen können, weil es aus unserem (Vorstellungs-)Rahmen fällt. Unfassbar ist auch, was wir nicht anfassen können. Unbegreifliches packen wir nicht.«[34]

---

[33] Wikipedia [Zugriff am 28.12.10]
[34] Schaffer-Suchomel 2007, S. 264

Diese Erläuterung eines Gefühls erklärt, warum die Krebsdiagnose einen Patienten aus dem vertrauten Rahmen fallen lässt. Da ist plötzlich nichts mehr, woran er sich festhalten kann – das Unfassbare ist nicht zu greifen. Das ganz alltägliche Leben und die möglicherweise begrenzte Zeit kann er nicht festhalten, sich daran orientieren oder begreifen. »Fassungslosigkeit geht oft einher mit Sprachlosigkeit. Formulierungen haben Form und Form ist Fassung.«[35]

Es ist nicht unbedingt Aufgabe der Pflegekräfte, den Glauben zurückzugeben, das Fallen abzufangen – es ist aber das »Da sein«, was Sie anbieten können. Durch diese Phase der Erkrankung muss der Patient mit Hilfe seiner eigenen Ressourcen gehen.

Nötigen wir den Patienten zu reden, wird er womöglich keine Worte finden für das, was er ausdrücken möchte. Geben Sie dem Patienten die Zeit, die er braucht, um wieder zu »begreifen« und eine »Form« zu finden, in der er weitermachen kann. Denn dass nach der Diagnose noch viel mehr kommt, ist den meisten ziemlich schnell klar.

4.2.2 Angst

»Was Angst ist, weiß jeder, lässt sich aber nicht definieren, sondern allenfalls umschreiben. Es handelt sich um ein auch körperlich empfundenes Erleben des Unheimlichen und Bedrohlichen, das nicht verlässlich erkannt und abgeschätzt werden kann und dem man sich hilflos ausgeliefert fühlt. Angst bezieht sich auf die Zukunft im Ganzen und das Dasein schlechthin. Insofern ist Angst ursprünglich gegenstandslos, auch wenn sie nicht selten sekundär auf Bestimmtes bezogen wird.«[36]

Man unterscheidet drei Formen der Angst, wobei die Übergänge fließend sind:
1. Realangst bei äußeren Bedrohungen, Katastrophen oder Gefahrensituationen. Hiermit ist auch die Vitalangst, die bei lebensbedrohlichen Erkrankungen auftritt, gemeint. Reaktionen sind Panik, Ausweichen, Flucht, Wut oder Aggression.
2. Existenzangst ist eher eine allgemeine Erfahrung des Menschen. Geht eine Sicherheit vermittelnde Bezogenheit verloren, fühlt sich der Mensch durch Liebesverlust empfindlich bedroht.
3. Neurotische Angst entsteht aus unbewältigten Konflikten, besonders wenn nicht ausreichende Ressourcen zu Abwehrmöglichkeit vorhanden sind.[37]

---

[35] Ebd., S. 198
[36] Tölle 2009, S. 81
[37] Ebd.

Bei der Diagnosestellung handelt es sich um eine Realangst bzw. eine Existenzangst. Sie gründet auf realen Gefahren und Verlusten (der Gesundheit, der Unversehrtheit, der Autonomie, der Zukunft). »Immer dann, wenn Vertrautes in Gefahr gerät, wenn eine Geborgenheit sich verliert, wird Angst spürbar. Das Gefühl der Angst erinnert dann an das Dunkle und Ungeschützte der Existenz. Es erinnert an seine Zerbrechlichkeit.«[38]

Der Begriff »Angst« hat sich seit dem 8. Jahrhundert von indogermanisch »anghu«, »beengend«, über althochdeutsch »angust« entwickelt. Er ist verwandt mit dem lateinischen »angustus« bzw. »angustia« »Enge«, »Beengung«, »Bedrängnis« und »angor«, »das Würgen«. Genau dieses körperliche Symptom schildern Menschen, die Angst haben – die Angst schnürt ihnen die Kehle zu, sie fühlen sich eingeengt (in ihrer Handlungsfreiheit), bekommen keine Luft zum Atmen. Die Angst äußert sich in körperlichen Reaktionen wie Herzklopfen, Blutdruckanstieg, schneller Atmung oder Atemnot, trockenem Mund, Blässe, Schwitzen, Zittern, Schwindelgefühl und Übelkeit. Auslöser ist das vegetative Nervensystem (Sympatikus). Entwicklungsgeschichtlich beruhen diese Reaktionen auf Vermeidungs-, Flucht- und Abwehrverhalten.

Angst ist eine »Erfindung« der Evolution. Sie ist eine Alarmreaktion und damit auch sinnvoll, denn sie dient der Vorbereitung des Köpers auf schnelles Handeln, z.B. Weglaufen, wenn eine möglicherweise lebensgefährliche Situation eintritt. Als Alarmsignal dient die Angst dazu, die Aufmerksamkeit in gefährlichen Situationen zu erhöhen. Wir verhalten uns vorsichtiger und konzentrierter.[39]

Genau dieses Handeln ist in der Situation der Diagnose-Mitteilung nicht möglich. Der Patient ist hilflos, handlungsunfähig, ratlos und darauf angewiesen, dass andere ihm mitteilen, was mit ihm geschieht (weitere Diagnostik, OP, Chemo, Bestrahlung). Das Gefühl, nicht selber die Fäden in der Hand zu haben, hat mit Kontrollverlust zu tun. Menschen, die das Gefühl haben, selber ihr Leben zu bestimmen bzw. die Kontrolle über ihr Leben und ihre Handlungen zu haben, bewältigen Krisen und in diesem Fall eine schwere, lebensbedrohliche Erkrankung wie im Salutogenese-Modell beschrieben leichter (siehe Kapitel 6).

---

[38] Stähli 2004, S. 87
[39] Vgl. Hexal-Ratgeber 2005, S. 5

Eigenes Erlebnis

Ängste, die rational nicht haltbar sind, sind schrecklich, da man sie nicht wirklich aussprechen kann. Ich erinnere mich, dass das Ziehen des Redons in mir eine völlig irrationale Angst auslöste, obwohl ich kognitiv wusste, es ist eigentlich nur eine »Kleinigkeit«, aber ein riesiger OP-Verband war bis in meine langen Haare verklebt und das Abreißen und mögliche Ausreißen meiner langen Haare verursachte mir eine echte Panikattacke. Ich traute mich aber nicht, eine Schwester zu bitten, den Verband vorher vorsichtig zu lösen, da die Schwestern da schon um meinen beruflichen Hintergrund wussten und ich nicht hören wollte: Krankenschwestern sind die schlimmsten Patienten. Ich war »handlungsunfähig«, da ich ja nicht selber meinen Verband lösen konnte, und ich hatte keine Kontrolle darüber, wie die Verband »abgerissen« würde.

Handlungsunfähigkeit steigert die Angst noch weiter. Hier gilt es, diese »Angstspirale« zu durchbrechen. Plötzlich ist der Patient der Möglichkeit beraubt, eine Situation, sein Leben, seine Zukunft aktiv selber zu gestalten – seine hoffnungsvollen Ziele und seine Zukunft sind in Gefahr. Das bringt ihn in die Bedrängnis – er muss sich der Begrenztheit und Endlichkeit seines Lebens stellen.[40]

Während der Erkrankung werden unterschiedliche Gründe der Angst formuliert. Sie verlaufen nicht linear oder einzeln, sondern treten durchaus auch in ihrer gesamten Komplexität auf.

»Man unterscheidet:
- Angst vor den physischen Folgen der fortschreitenden Krankheit (Schmerzen, Schwäche, Verlust der Unabhängigkeit, Immobilität)
- Angst vor den psychischen Folgen der fortschreitenden Krankheit (psychische Entgleisung, Zusammenbruch, geistige Unzurechnungsfähigkeit)
- Angst vor dem Sterben (existenzielle Angst, Verlust der Zukunft, Verlust von allen und allem)
- Angst vor Therapie und Therapiefolgen (Nebenwirkungen, einschneidende Operationen, Verlust eines Organs, Zerstörung des Körperbildes)
- Ängste, die Familie und Freunde betreffen (Verlust der Rolle, Verlust sexueller Attraktivität, Belastung für die Familie, Verlust geliebter Personen)
- Ängste im sozioökonomischen Bereich (Verarmung, Verlust von Beruf und Sozialstatus, soziale Isolierung)«[41]

---

[40] Vgl. Stähli 2004, S. 87

[41] Stähli 2004, S. 90

Und nicht nur die Patienten haben Angst – auch die Angehörigen, Partner, Kinder und Freunde. Hierauf werde ich später ausführlicher eingehen.

Auf die Angst, mit der Angst umzugehen möchte ich besonders in Bezug auf Pflegekräfte eingehen. Auch sie sind manchmal hilflos angesichts der Ängste und Reaktionen der Patienten. Wir reagieren sie, wie helfen sie? Können sie überhaupt helfen? Sicher – mit der Angst umgehen muss der Betroffenen selber und eigene Wege zum Umgang und zur Bewältigung finden. Aber in den ersten Momenten sind die Pflegekräfte manchmal Anker und Steuermann zugleich.

Die Angst zulassen

Lassen Sie den Patienten seine Reaktion ausleben: schreien, weinen, schweigen – alles ist richtig. Seien Sie da, lassen Sie dem Patienten die Zeit, die er braucht, seien Sie ihm nahe, wenn er es wünscht (auf die Bettkante setzen oder ein herangezogener Stuhl signalisieren, dass Sie sich einlassen wollen). Schweigen Sie, hören Sie zu, seien Sie einfach da, mit all Ihrer Empathie und Authentizität.

Keine Vorschläge, keine tröstlichen Worte sind nötig – geben Sie dem Patienten das Gefühl, dass er einen »neutralen« Partner an seiner Seite hat. Denn bei seinen Angehörigen kann er womöglich nicht schreien, weinen oder das aussprechen, was ihn ängstigt (aus Angst, seinen Angehörigen Angst zu machen). Sie als Pflegekraft sind in gewisser Weise unbeteiligt, aber doch »nahe dran« und ein Profi. Das gibt Ihnen die besondere Rolle eines Vertrauten.

Stellen Sie sich aber auch Ihrer eigenen Angst – der Angst, etwas falsch zu machen. Sprechen Sie mit Ihren Kollegen im therapeutischen Team. Holen Sie sich flankierende Unterstützung durch Seelsorger, Psychologen oder Supervisoren. Es ist Aufgabe der Führungskräfte und Personalverantwortlichen, dafür Sorge zu tragen, dass eine adäquate Bearbeitung von schwierigen Fällen (besonders in sensiblen Bereichen wie onkologischen Stationen, Intensivstationen, Palliativstationen) angeboten wird. Dazu später mehr.

Den Umgang mit der Angst beschreibt Dörner sehr bildhaft: »Angst (und ihr kognitives Pendant Aufmerksamkeit, Neugier) ist also ein kostbares lebenserhaltendes Sinnesorgan, ohne das wir verloren wären, wie man es sich am Beispiel der Tiere noch dramatischer vorstellen kann. Es kommt also alles auf den angemessenen Umgang mit der Angst an: Es kommt schon im Sprachbild ›Umgang‹ gut zum Ausdruck: um die Angst herumgehen (also nicht direkt auf sie zugehen, sondern indirekt sie umkreisen) und hören, was sie mir über die zunächst unbekannte Bedrohung zu sagen hat (also in eine Beziehung eintreten), damit ich die angemessene Antwort geben kann.«[42]

Stähli[43] hat weitere Möglichkeiten gefunden, mit der Angst umzugehen:
- Aufbau und Stärkung von Sicherheit und Vertrauen
- Die Frage nach dem Angsterleben
- Benennung und Differenzierung der Angst und ihrer möglichen Auslöser
- Wie ist der Kranke und sein familiäres Bezugsystem hinsichtlich der Angst?
- Achten auf Verbindungen zu anderen Emotionen
- Haltfinden in sich selbst
- Gespräche
- Gefühl der Minderung bedenken
- Körperliche Zuwendung
- Medikamentöse Unterstützung

Das Schlimmste ist es, wenn die Patienten mit ihrer Angst allein gelassen werden. Pflegekräfte müssen und können die Angst nicht vollständig nehmen. Aber sie können den Patienten dabei begleiten, sich seiner Angst zu stellen und damit umzugehen.

4.2.3   Ärger und Wut

Ärger und Wut treten in allen Phasen der Erkrankung auf, besonders aber bei der Diagnosestellung. Ärger auf sich selbst, Ärger auf seinen Körper, der (vermeintlich) versagt hat, Ärger auf die Umwelt, Ärger auf die Arbeit, die so viel Stress verursacht hat, das man krank geworden ist. Wut über die Ungerechtigkeit, erkrankt zu sein, über die Ärzte, die einem nicht helfen wollen oder können, Wut auf den Partner und die Familie und auf die Pflegekräfte.

Wut ist eine elementare Emotion und schon ein Teil der Krankheitsbewältigung. Für die Angehörigen und das therapeutische Team ist es sehr schwierig, mit Wut und Ärger umzugehen, weil diese Emotionen teilweise sehr unkontrolliert oder persönlich werden können.

»Im Ärger wird ein Gefühl der Anspannung erlebt, begleitet von großer motorischer Unruhe und dem Bedürfnis, das in sich Angestaute nach außen zu entladen. In ihm kann ein Gefühl von Stärke empfunden werden.«[44] Dieses Gefühl spiegelt sich ebenso wie die Angst auch körperlich wieder – schnellere, vertiefte Atmung, zusammen-

---

[42] Dörner 2003, S. 37
[43] Stähli 2004, S. 84–96
[44] Weber 1994, S. 47

gezogene Augenbrauen und gerunzelte Stirn (Zornesfalten) sowie zusammengepresste Lippen. »Man spricht von einer Intensivierung des Erregungsniveaus. Wut hat mehr affektive Intensität in sich als Ärger.«[45]

Die Gründe, sich zu ärgern und wütend zu werden, sind so vielfältig wie die Menschen selber. Man kann sich über Menschen, Objekte und Situationen ärgern.[46] Hier geht es primär um die Situation, in der sich der Patient mit seiner Krebsdiagnose befindet, bei Diagnosestellung, bei einem Rezidiv oder bei der Notwendigkeit eines weiteren stationären Aufenthalts oder einer weiteren Operation, Chemo oder Bestrahlung. Diese Situation ist fremd, kommt vielleicht überraschend und unerwartet. Der Patient befindet sich in »feindlichem Gebiet«, der Praxis oder im Krankenhaus – die wenigsten Patienten bekommen ihre Diagnose zu Hause, wo sie sich sicher fühlen können.

Auch hinter dieser Emotion stecken Sinn und Notwendigkeit. Ärger und Wut haben ihre Berechtigung und Ärzte oder Pflegekräfte müssen dieses Gefühl weder bewerten noch unterbinden, sondern wahrnehmen, zulassen, akzeptieren und Hilfestellung im Umgang mit dieser Emotion bzw. Ausbruch anbieten.

Der Sinn des Ärgers

»Der Sinn des Ärgers ist es, Situationen so zu verändern, dass Selbsterhaltung und Selbstentfaltung immer wieder neu ermöglicht werden können, so gut das eben geht, im Dialog mit einem Du, das genau dasselbe anstrebt. Im Ärger steckt auch die Energie, diese Veränderung anzugehen.«[47]

Wut ist eine Emotion, die Aktivität freisetzt, die handlungsfähig macht. Damit gerät der Patient wieder in eine Situation, in der er die Kontrolle zurückbekommt (wobei Wut und Ärger im ersten Schritt ja auch unkontrolliert und zerstörerisch sein können). All das sind erste Schritte in Richtung Krankheitsbewältigung, die unterstützt und nicht blockiert werden müssen (siehe Kapitel 5).

Nicht unerwähnt sollen hierbei auch der Ärger und die Wut des behandelnden Teams (siehe Kapitel 9.) und der Angehörigen bleiben. Hier nennt Stähli Möglichkeiten des Umgangs und der Entlastung bei Ärger und Wut (vgl. Tabelle 1).

---

45 Kast 2000, S. 22
46 Vgl. Stähli 2004, S. 109
47 Kast 2000, S. 20

Tabelle 1: Möglichkeiten des Umgangs und Entlastung für Angehörige und Pflegende
(vgl. Stähli 2004, S. 113–126).

Möglichkeiten des Umgangs und der Entlastung für Patienten und Angehörige	Möglichkeiten des Umgangs und der Entlastung für Pflegende
Annahme und Offenheit	Ärger und Wut wahrnehmen
Frage nach dem Erleben von Ärger und Wut	»Ärger-Phantasien« wahrnehmen
Benennung und Differenzierung des Ärgers und der Wut und ihrem möglichen Auslöser	Situationsanalyse, Benennung und Differenzierung
Wer ist der Angehörige und sein familiäres Bezugssystem hinsichtlich Ärger und Wut?	Wer bin ich in Bezug auf Ärger, Wut und Aggression?
Aussprechen und Dialog	Schutz vor destruktiver Aggression und unmittelbare Entlastung
Grenzbewusst sein	Offener Ärgerausdruck gegenüber dem Kranken bzw. seinen Angehörigen, verbalisieren
Bedürfnisse wahrnehmen	Grenzbewusst sein und eigene Bedürfnisse wahrnehmen
Suche nach einer dem Bedürfnis gemäßen Interaktionsform	Möglichkeiten der Entlastung suchen; spannungslösende Maßnahmen
Entlastung durch Stimme und Bewegung	Stille
	Auf den Sprachgebrauch achten, »Ich-Botschaften« verwenden

Auf die Emotionen der Pflegekräfte und den Umgang damit wird im neunten Kapitel noch ausführlich eingegangen.

4.2.4   Trauer

Ähnlich wie Angst, Ärger und Wut ist auch Trauer ein zentrales Gefühl, das Patienten mit Krebs häufig haben. (Auf die Trauer, die Angehörige empfinden wird in Kapitel 5.4 ausführlich eingegangen.) Stähli setzt sich mit der Trauer ebenfalls ausführlich in seinem Werk zum »Umgang mit Emotionen in der Palliativpflege« auseinander. »Der Trauernde erlebt sich antriebsarm, müde und lethargisch, aber auch voller innerer Unruhe und Anspannung, möglicherweise begleitet von Herzbeschwerden, Zittern,

Appetitlosigkeit und Schlafstörungen. Seine Trauer drückt sich in Weinen, Klagen, einer leisen Stimme u. a. aus.«[48]

Nach Canacakis[49] ist Trauer ist eine »spontane, natürliche, normale und selbstverständliche Reaktion unseres Organismus, unserer ganzen Person auf Verlust, Trennung und Abschied«.

Trauer wird in fast allen Phasen des Krankheitsverlaufs empfunden. Trauer über den Verlust des »alten Lebens« (nach Diagnosestellung), der körperlichen Unversehrtheit (nach OP, Chemo oder Bestrahlung), Trauer darüber, soziale Kontakte (vorläufig) aufgeben zu müssen, z. B. bei Berufsunfähigkeit. Hier spricht Stähli von einer akuten Trauer aufgrund eines aktuellen Verlustes oder ein aktuelles Ereignisses.

Trauer ist analog zu den vorgenannten Emotionen ein Schritt zur Bewältigung der Erkrankung – d. h. dass Trauer ein aktiver Bestandteil der Handlungsfähigkeit des Patienten ist. Trauer hat ihrem Wesen nach »eine durch und durch gesunde, reinigende Funktion«[50]. Tritt der Mensch in einen Trauerprozess ein, »dann verarbeitet er den Verlust, löst sich ab von dem, was er verloren hat, besinnt sich neu auf sich selbst und behält so viel als möglich in Erinnerung, von dem was vorbei ist«[51].

Kast verwendet den Ausdruck »Heilung« zwar nicht wörtlich – aber durch Trauer kann ein »Wieder-heil-werden-an-der-Seele« beginnen, indem neue, veränderte Perspektiven ins Blickfeld rücken und das Selbst wieder in den Mittelpunkt des Lebens (mit Krebs) rückt.

Der Trauerverlauf ist prozesshaft und verläuft in unterschiedlichen Phasen. Insbesondere in der Hospiz- und Palliativkultur haben sich diverse Autoren mit dem Trauerprozess beschäftigt. Hier soll stellvertretend für die Vielfältigkeit eines der prägnantesten Modelle dargestellt werden (vgl. Abbildung 1).

Wie in der Abbildung 1 deutlich wird, ist die Trauerarbeit zirkulär und keineswegs geradlinig. Der Patient durchläuft auch nicht zwingend alle Trauerphasen. Je nach Persönlichkeitsstruktur sind die Phasen bzw. der gesamte Prozess von unterschiedlicher Länge und Intensität. Beim Umgang mit der Trauer ist es wichtig für die Patienten, Pflegekräfte um sich zu haben, die selber auch mit der Trauer umgehen können. (Auf die Bewältigung von Trauer bei Angehörigen wird in Kapitel 5.4 ausführlich eingegangen, auf die Bewältigung für Pflegekräfte im neunten Kapitel.)

---

[48] Stähli 2004, S. 127 f.
[49] 2000, S. 24
[50] Canacakis 2000, S. 26
[51] Vgl. Kast 2000, S. 8

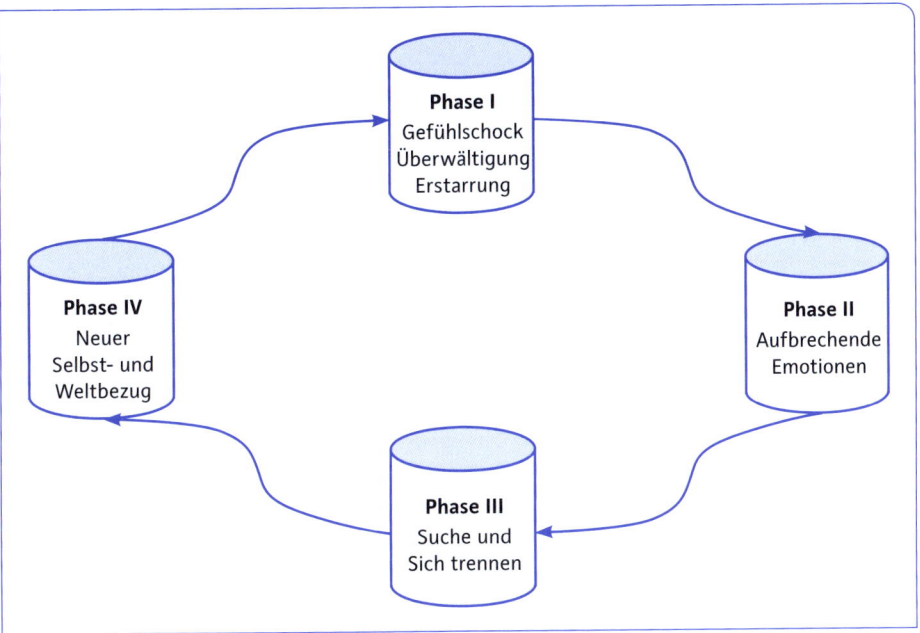

Abb. 1: Trauerverlauf (vgl. Stähli 2004, S. 130).

Die Bewältigung der Trauer»arbeit« heißt aus gutem Grund so. Es erfordert viel Energie (die Krebspatienten häufig auf Grund der Erkrankung oder der Behandlung nur eingeschränkt besitzen) durch diesen Prozess zu gehen. Dabei ist Trauer nicht die einzige Emotion, die der Patient möglicherweise zeitgleich mit anderen Gefühlen hat. Arbeit im Umgang mit der Trauer beinhaltet als positiven Aspekt Aktivität und Kontrolle, die für den Patienten so wichtig sind.

Möglichkeiten des Umgangs und der Entlastung für Patienten[52]:
- Annahme, Wärme und Trost
- Frage nach dem Trauererleben
- Trauer anerkennen und benennen
- Wer ist der Kranke und sein familiäres Bezugssystem?
- Der Trauer Raum geben
- Körperliche Zuwendung
- Abschied ermöglichen

---

[52] Vgl. Stähli 2004, S. 135 ff.

4.2.5   Fragen von Krebspatienten

Die Konfrontation mit der Diagnose wirft neben der emotionalen Achterbahnfahrt viele Fragen auf. Manchmal werden sie laut gestellt, manchmal nur gedacht und bestenfalls finden einige davon eine Beantwortung.

Loscalzo und Brinzenhofezoc[53] stellen Einflüsse der Krebserkrankung auf den Patienten vor.[54] Pflegekräfte kennen den fragenden Blick von Krebspatienten, die nicht wissen, wohin sie sich mit ihren Fragen wenden sollen. Hilfreich ist es, sich die teilweise ungestellten Fragen zu vergegenwärtigen. Sie stellen fest, dass diese Fragen nicht nur bei Krebserkrankungen, sondern bei allen lebensbedrohlichen, chronischen und schweren Erkrankungen gestellt werden. Diese Fragen können auch hier nicht endgültig und erschöpfend beantwortet werden. Es wäre auch vermessen, diesen Anspruch zu erheben. Die Fragen ändern sich im Krankheitsverlauf, erübrigen sich oder kehren in abgewandelter Form immer wieder.

Bei der Diagnosestellung stehen folgende Fragen im Vordergrund:
* Warum gerade ich?
* Was habe ich getan oder falsch gemacht?
* Habe ich den Krebs selbst verursacht?
* Hat jemand mir den Krebs gewünscht?
* Ist der Krebs eine Vergeltung oder Strafe?
* Muss ich jetzt sterben?

Während der Behandlung stehen eher folgende Fragen im Vordergrund:
* Habe ich eine Chance, das alles zu schaffen?
* Werde ich das überleben?
* Wie gehe ich mit dem Verlust eines Körperteils um?
* Werden sie mir wirklich alles entfernen?
* Sind die Medikamente Gift für mich oder werden sie mir helfen?
* Muss ich sterben, wenn ich eine Abmachung nicht einhalte?
* Fallen mir die Haare aus?
* Wie werde ich aussehen?
* Wissen die wirklich, was sie machen?
* Machen sie es richtig?
* Hilft es nicht, wenn ich fest genug daran glaube?
* Bin ich radioaktiv verseucht?

---

[53] Loscalzo & Brintzenhofezoc 1998
[54] Vgl. Tschuschke 2007, S. 126

In der Remission verändern sich Fokus und Fragen:
- Werde ich bei meiner zweiten Chance alles richtig machen?
- Muss ich meine positive Einstellung bewahren?
- Werde ich mich unglücklich machen, wenn ich den Erfolg der Behandlung in Frage stelle?
- Kann ich jetzt wieder zur Normalität zurückkehren?
- Ist die Zeit, die ich habe, nur »geliehen«?
- Muss ich weiter auf der Hut sein?
- Das Leben ist unvorhersehbar – kommt es jetzt zu mir zurück?
- Kennen Sie sich wirklich aus?
- Werde ich meinem Körper jemals wieder trauen können?
- Habe ich wieder die Kontrolle?
- Kann ich wieder leben?

Bei einem Rezidiv oder in einem fortgeschrittenen Krankheitsstadium verändern sich die Prioritäten und damit auch die Fragen:
- Was habe ich falsch gemacht?
- War es meine negative Einstellung?
- War ich so naiv zu glauben, dass alles überstanden ist?
- Lässt Gott mich scheitern?
- Schaffe ich es noch einmal?
- Warum geht es für mich nie gut aus?
- Haben sie sich getäuscht, als sie sagten, ich sei gesund?
- Muss ich wieder von vorn anfangen?
- Habe ich keine Kontrolle mehr?
- Gibt es neue Behandlungsmöglichkeiten?
- Was mache ich falsch?
- Wird es genauso schlimm wie beim letzten Mal?
- Werde ich daran zerbrechen?[55]

Die meisten Patienten stellen diese Fragen nicht laut, aber sie grübeln darüber nach und sie beschäftigen sich damit, die Fragen zu beantworten. Werden diese Fragen laut gestellt, an den Arzt oder die Pflegekraft – wird es möglicherweise unangenehm. Denn sie haben nicht immer Antworten auf diese Fragen. Und wenn doch, ist es vielleicht nicht das, was der Patient hören wollte. Oder er wollte gar keine Antwort. Manchmal erleichtert es schon, etwas nur auszusprechen. Das entbindet Pflegekräfte aber nicht von der Verantwortung, authentisch zu sein. Es ist legitim zuzugeben, dass Sie keine Antwort wissen und signalisieren, dass Sie dennoch verstehen. Es kommt darauf an, dass Sie da sind.

---

[55]　Vgl. Tschuschke 2007, S. 126 ff

Eigenes Erlebnis

Besonders irritierend waren die pflegewissenschaftlich sicher gut begründeten Pflegevisiten bzw. Übergaben am Patientenbett: Natürlich hört man in der ruhigen Mittagszeit, dass der Trupp Schwestern vor der Tür steht. Und da stehen sie dann auch und reden! Aber warum tun sie das nicht im Zimmer? Es ging doch um mich! Waren es also doch Dinge, die nicht vor oder gar mit mir besprochen werden sollten? Ich bin immer zur Tür gerannt und habe die Pflegekräfte gebeten, doch MIT mir zu reden.

Auf der anderen Seite sollten Sie sich mit den häufigsten Fragen und Antworten vertraut machen. Das bedeutet, Fachliteratur zu lesen, im Team zu diskutieren, vielleicht sogar über Antworten zu sprechen. Das gilt auch für Fachzeitschriften und andere aktuelle Informationsquellen. Vergessen Sie nicht: Für den Patienten sind Sie der Profi, die konstante Bezugsperson.

Wenn Krebspatienten Fragen stellen

Wenn Krebspatienten Fragen stellen, sollten Pflegekräfte vorbereitet sein:
- Sammeln Sie aktuelle Informationen, diskutieren Sie im Team darüber und bemühen Sie sich um allgemeinverständliche Antworten.
- Holen Sie sich Hilfe, wenn Sie die Antworten nicht selber geben können – vom Arzt, vom Pflegeberater, von Sozialberatern etc.
- Nicht jede Frage braucht eine Antwort. Manchmal ist auch eine Gegenfrage gut. (Wenn der Patient fragt »Wie lange habe ich noch?« gibt es keine seriöse Antwort. Wohl aber die Möglichkeit, danach zu fragen, was der Patient denn gern noch tun möchte etc.)

5 »WEITERLEBEN LERNEN« – KRANKHEITSVERLAUF UND -BEWÄLTIGUNG

Der Krankheitsverlauf kann unterschiedliche Richtungen einschlagen – von der vollständigen Heilung über die Remission zum Rezidiv bis zum Tod sind alle Varianten möglich. Corbin & Strauss definieren in ihrem Standardwerk »Weiterleben lernen« den Begriff »Krankheitsverlauf« sowohl als Alltagsbegriff wie als Fachterminus. »Deswegen bezieht sich die Verlaufskurve nicht nur auf den physiologischen Ablauf einer … Krankheit, sondern auf die Gesamtorganisation der Arbeit, die in diesem Verlauf geleistet wird, und auf die Belastung derjenigen, die an dieser Arbeit und ihrer Organisation beteiligt sind.«[56]

Bemerkenswert bei dieser Definition ist der Ausdruck »Arbeit« in Zusammenhang mit der Situation des Erkrankten. Arbeit setzt ein großes Maß an Aktivität voraus. D.h. der Patient ist gefordert, aktiv zu werden, zu gestalten. Er kann also zum Bewältigungsprozess und zum Heilungsprozess beitragen, wie später beim Salutogenese-Modell noch deutlich werden wird.

Der Krankheitsverlauf wird nicht nur durch die individuelle Diagnose und die Reaktion des Patienten bestimmt, sondern auch von den Aktivitäten und Reaktionen der professionellen Akteure und der Angehörigen. Auch auf das soziale Umfeld, die Angehörigen und Begleitenden der Patienten gehen Corbin und Strauss in ihrer Definition ein.

Eine Krebsdiagnose versetzt den Erkrankten also keinesfalls allein auf eine Insel. Er ist umgeben von »Mit(be)handelnden«. Ein partnerschaftliches Verhältnis ist unerlässlich, denn »behandelt« wird ja schon genug. Wird dem Patienten eine aktive Rolle zugemutet, versetzt ihn das in die Lage, selber zu gestalten und Handlungen der Menschen um ihn herum zu billigen oder zu unterbinden. Er behält die Kontrolle. Auch das ist ein wesentlicher Teilaspekt des Salutogenese-Modells nach Antonovsky.

Nach der Diagnosestellung befindet man sich ja meistens erst einmal in den »Fängen der Schulmedizin«. Zur Krankheitsbewältigung gehört es aber auch, seinen ganz persönlichen Weg zu finden. Unter dem Begriff »Komplementärmedizin« versteht man: »Alternativmedizin (auch: Alternative Medizin) und Komplementärmedizin sind Sammelbezeichnungen für unterschiedliche Behandlungsmethoden und diagnostische Konzepte, die sich als Alternative oder Ergänzung zu wissenschaftlich begrün-

---

[56] Strauss 1985

deten Behandlungsmethoden verstehen, wie sie im Medizinstudium und im Psychologiestudium gelehrt werden. Letztere werden in diesem Sinn zur Abgrenzung auch als Schulmedizin bezeichnet. Zu den alternativ- und komplementärmedizinischen Behandlungsmethoden gehören Naturheilverfahren, Körpertherapieverfahren, einige Entspannungsverfahren und populäre Behandlungsmethoden, wie Homöopathie, Osteopathie und Akupunktur.«[57]

Eigenes Erlebnis

Es gibt also eine Vielzahl an »Alternativen« oder Ergänzungen zu vorgeschlagenen schulmedizinischen Behandlungsmethoden. Mich wies eine Ärztin auf die Traditionelle Chinesische Medizin hin. Ich war erst irritiert, aber auch neugierig und sammelte Informationen. Ich war dankbar für diesen Hinweis – aber jeder Patient muss für sich das »therapeutische Team« finden, das ihn durch alle Phasen begleitet.

Be- oder verurteilen Sie nicht, welche Behandlungsmethode ein Patient wählt. Es hat sicher seine Berechtigung wie er sich entscheidet, auch wenn Sie nicht verstehen, warum eine Patientin eine Chemo ablehnt, obwohl alle Kriterien der Schulmedizin dafür sprechen. Aber bieten Sie dem Patienten ausreichend Informationen in alle Richtungen an, auch welche (wahrscheinlichen) Konsequenzen die Entscheidung haben könnte.

Verlaufskurve

»Insgesamt impliziert der Begriff ›Verlaufskurve‹ Aspekte der zeitlichen Phasen, der Arbeit, der Wechselwirkungen zwischen den Arbeitenden sowie die nichtmedizinischen wie auch relevanten medizinischen Merkmale der Bewältigung. Im Hinblick auf diesen letzten Punkt erfasst der Begriff Aspekte der Erfahrung aller am Bewältigungsdrama Beteiligten – Erfahrungen, die Angst machen, Verwirrung stiften und schmerzhaft sind, aber auch solche, die erfreulich sind. In gewissem Sinn ist Krankheit mehr oder weniger (doch manchmal sehr viel weniger) schicksalhaft.«[58]

Krebsdiagnosen sind ein komplexes Konstrukt, deren Aufschlüsselung eine wesentliche Rolle beim Beginn »eines Lebens nach der Diagnose Krebs« spielt. Eine Krankheitsverlaufskurve beginnt mit den ersten Symptomen und der Suche nach der Ursache bzw. einer Verdachtsdiagnose bis hin zu einer gesicherten Diagnose. Erst danach können Entscheidungen über Verlauf und Bewältigung getroffen werden. Der Arzt

---

[57] Vgl. *Wikipedia [Zugriff am 28.12.2010]*
[58] Corbin & Strauss 2004, S. 50

hat eine wesentliche Rolle im Entscheidungsprozess der Therapiefindung, wobei die Betroffenen auch hier schon eine aktive, gestaltende Rolle übernehmen können. Eine »Be«handlung« entbindet den Patienten nicht automatisch von der Eigenverantwortung und von (s)einer aktiven Rolle.

Der Entwurf der Krankheitsverlaufskurve hängt natürlich auch von der gesicherten Diagnose und dem Ausmaß der körperlichen Versehrtheit ab. Der (Be-)Handlungsplan ist u. a. abhängig vom aktuellen Stand der Forschung, dem Wissensstand aller Beteiligten, der physiologischen Reaktion auf die Behandlung, der familiären Unterstützung und der medizinischen Ausstattung. Der Plan hat das Ziel, die Symptome zu bewältigen und den Verlauf der Erkrankung unter Kontrolle zu halten und möglichst eine Heilung zu ermöglichen. Wichtige Entscheidungskriterien sind dabei auch die Geschwindigkeit, mit der die Krankheit fortschreitet, ob sie schwächt, ob der Nutzen (Lebensqualität) größer ist als der Schaden und in welcher Lebensphase sich der zu Behandelnde befindet (Lebensalter).

Eine Krebserkrankung ist eine chronische Erkrankung – also von langfristiger Natur. Das bedeutet, dass ggf. auch über die Akutversorgung im Krankenhaus hinaus eine sektorenübergreifende Behandlung stattfinden muss (Reha, ambulante Versorgung, o. Ä.). Hier sind die soziofamiliären Strukturen von wesentlicher Bedeutung für den Krankheitsverlauf. Es werden aktive Beteiligung und Bewältigungsstrategien gefordert.

Wie sich eine maligne, chronische Erkrankung entwickelt, ist ungewiss. Viele Patienten berichten von einer allgegenwärtigen Unsicherheit, besonders vor Kontrolluntersuchungen. Episoden weitgehender Symptomfreiheit können mit akuten Rückfällen wechseln und dann wieder in eine Remission münden. Mit den Wechseln sind Behandlungs- und Bewältigungspläne hinfällig. Sie müssen überarbeitet und situativ angepasst werden. Bei der Anpassung ist wieder der familiäre Verbund gefordert, da sich der Tagesablauf bei einer Krebserkrankung massiv auf das Leben der gesamten Familienstruktur auswirkt. Lebensqualität im langfristigen Bereich ist also nicht nur für den Patienten, sondern auch für das soziale Umfeld anzustreben.

Wenn es keine Heilung gibt, bleiben palliative Maßnahmen. Hier treten dann verstärkt die Auseinandersetzung mit Sterben und Tod, Abschied nehmen und sinnvolle Nutzung der verbleibenden Lebenszeit in den Vordergrund. Auch hier spielt die Lebensqualität eine herausragende Rolle – die von den beteiligten Akteuren oft unterschiedlich gewertet wird, wobei der Patient im Mittelpunkt seines Verlaufskurvenentwurfs steht. Therapie- und Verlaufspläne scheitern, wenn die Patienten nicht das durchführen, was verordnet wurde. Über den Sinn und Unsinn von Verweigerungshaltung bzw. »mangelnder Compliance« wird an anderer Stelle noch ausführlich gesprochen werden.

»Deshalb kalkuliert der Arzt, bevor er einen bestimmten Plan favorisiert, vielleicht die Faktoren ein, die die Bereitschaft des Kranken, den Plan zu befolgen, beeinträchtigen könnten. Zu diesen Faktoren zählen die Anzahl der Behandlungen, deren Komplexität und Kosten, Ausmaß des benötigten Beistands, biographische Überlegungen, die mit der Behandlung kollidieren könnten, sowie die Überlegung, ob der Kranke daran glaubt, dass die Behandlung tatsächlich helfen kann.«[59]

Hier wird erneut die aktive Beteiligungsrolle des Patienten deutlich. Er bestimmt den Verlauf des Plans mit. Ob der Plan gelingt, kann er entscheidend mit gestalten und kontrollieren (Salutogenese). Hüten sollte man sich vor dem Gedanken des Versagens, wenn der Plan nicht aufgeht. Niemand ist schuld oder wird bestraft, wenn unkalkulierbare Situationen (z. B. Rezidiv, Metastasen usw.) auftreten. Einige veraltete Modelle implizieren diesen Gedanken, z. B. die erste Version von Simonton, die daraufhin überarbeitet wurde. »Dr. Carl Simonton M.D. gilt seit seinem 1981 erschienenen Buch ›Wieder gesund werden‹ international als Begründer und ›der‹ Repräsentant der psychologischen Krebstherapie. … Um es gleich vorwegzunehmen, die Bedeutung Simontons liegt nicht darin, dass er ›die‹ Technik entwickelt hätte, um Krebs psychotherapeutisch zu heilen. … Simontons Bedeutung [liegt] hauptsächlich darin, dass er als hoch qualifizierter klassisch-medizinischer Krebsspezialist bezeugt, dass ›es geht‹, dass Psychotherapie bei Krebskranken hilft, nicht nur um die emotionalen Folgen der Erkrankung zu mildern, sondern offenbar auch zur Behandlung der Erkrankung selbst. Diese Grundorientierung kann sich inzwischen auf eine Reihe von empirischen Untersuchungen stützen.«[60] Die Methoden von Simonton werden in der überarbeiteten Version in der Psychoonkologie mit sehr viel Erfolg eingesetzt (siehe Kapitel 7.2).

Mit der Definition und Einteilung der Stadien bei chronischen Erkrankungen gemäß der Pflege und Krankheitsverlaufskurve geben Corbin & Strauss eine Übersicht. Hier fällt auf, dass nicht nur von Krankheitsverlauf, sondern auch von Pflegeverlauf gesprochen und damit deutlich gemacht wird, dass das gesamte Krankheitserleben bzw. der Krankheitsverlauf ein System ist und in Prozessen abläuft.

---

[59] Corbin & Strauss 1985
Conrad 1987
[60] Eberwein, W.: Krebs und Hypnose. Die Simonton-Methode heute. http://www.werner-eberwein.de/medien/texte-mainmenu-68/41-krebs-und-hypnose-die-simonton-methode-heute.html [Zugriff am 16.12.2010]

Tabelle 2: Definitionen und Einteilung der Stadien einer chronischen Krankheit gemäß der Pflege- und Krankheitsverlaufskurve (vgl. Corbin & Strauss 1998, S. 13).

Stadium	Definition
Vor der Pflege- und Krankheitsverlaufskurve	vor Beginn der Krankheit, Präventivphase
Einsetzen der Pflege- und Krankheitsverlaufskurve	Auftreten von Anzeichen und Symptomen einer Krankheit, Diagnosestellung
Krise	lebensbedrohliche Situation
Akut	Akuter Krankheitszustand oder Komplikationen, die einen Krankenhausaufenthalt notwendig machen
Stabil	Krankheitsverlauf und -symptome werden mit Hilfe von Heilprogrammen unter Kontrolle gehalten
Instabil	Krankheitsverlauf und -symptome können nicht länger unter Kontrolle gehalten werden, Krankenhausaufenthalt ist nicht nötig
Verfall	Fortschreitende Verschlechterung der körperlichen und geistigen Verfassung, gekennzeichnet durch zunehmende Behinderung und verstärktes Auftreten von Krankheitssymptomen
Sterben	Stunden, Tage und Wochen unmittelbar vor dem Tod

5.1 Krankheitsphasen

Zu den Formen und Phasen innerhalb der Krankheitsverlaufskurve haben sich verschiedene Modelle entwickelt. Corbin & Strauss erklären die verschiedenen Formen so: »Die Form, die eine Krankheitsverlaufskurve letztlich annimmt, hängt nicht alleine vom physiologischen Geschehen ab. Jede Verlaufskurve nimmt eine bestimmte Form an und ist geprägt von der Wechselwirkung zwischen der Krankheit selbst, der individuellen spezifischen Reaktion auf die Krankheit und sonstigen krankheitsbedingten oder biographischen Unwägbarkeiten, die sich auf die Krankheit auswirken; die Verlaufskurve ist auch geprägt von den Verlaufskurvenentwürfen und -plänen des Arztes und des Paares im Hinblick auf die Bewältigung der Krankheit wie auch das Leben mit der Krankheit. Diese Faktoren erzeugen zusammengenommen die Dynamik, die sich auf die Krankheitsbewältigung und letztlich auf deren Einfluss auf den Verlauf der Krankheit und des Lebens der Menschen auswirkt, die durch die Krankheit und ihre Umgebung damit beeinträchtigt sind.«[61]

---

[61] Corbin & Strauss 2004, S. 59

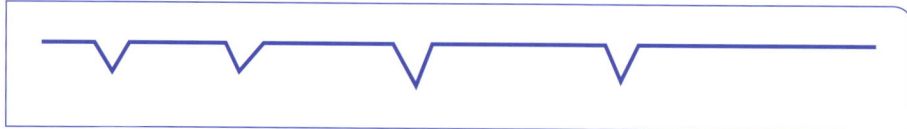

Abb. 2: Verlaufskurve bei Sinusitis.

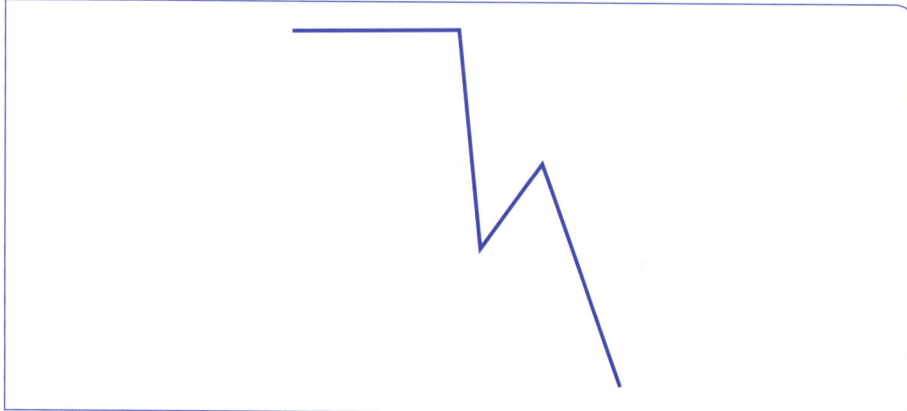

Abb. 3: Verlaufskurve bei einer Herzkrankheit.

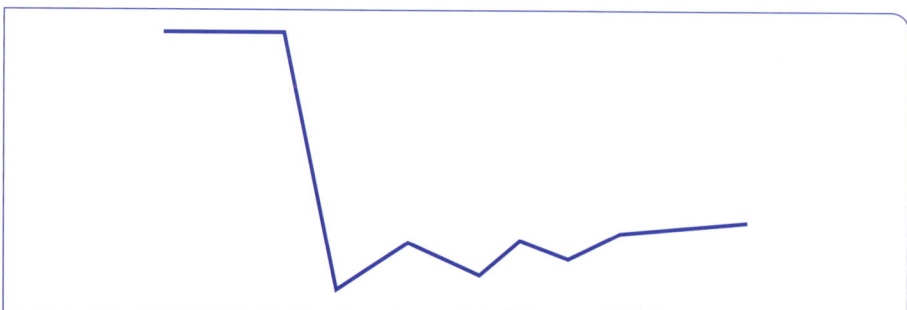

Abb. 4: Verlaufskurve nach einem Schlaganfall.

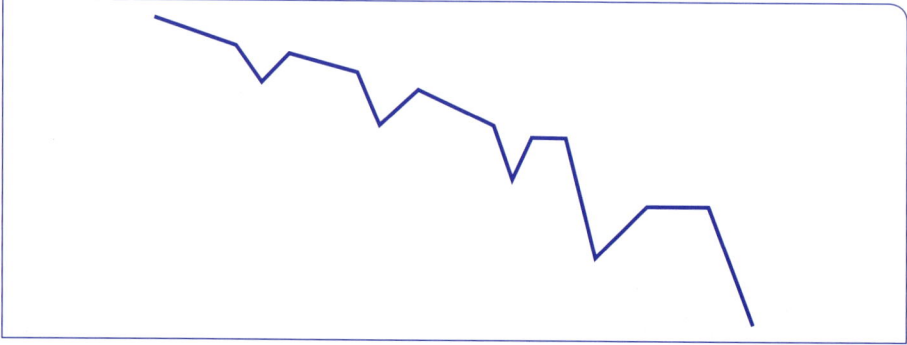

Abb. 5: Verlaufskurve bei Krebskrankheit.

Wie das »Bild« dann wirklich aussieht, kann nur retrospektiv betrachtet werden – am Ende des Lebens. Das »Bild« ist natürlich auch abhängig von der Erkrankung selbst, wie Corbin & Strauss[62] sehr anschaulich darstellen:

Bei der Verlaufskurve der Krebserkrankung gibt es aktive Krankheitsphasen, Phasen der relativen Beschwerdefreiheit bzw. Remission im Wechsel mit weiteren Krankheitseinbrüchen, einhergehend mit körperlichem Verfall und Tod. Natürlich gibt es ausgehend von den oben genannten Faktoren auch andere Verläufe bei einer Krebserkrankung. Nicht alle Patienten haben ein Rezidiv oder sterben an ihrer Erkrankung.

»Verlaufskurvenformen besitzen zwei wichtige Eigenschaften: Variabilität und Phasierung. Erstens sind sie nicht nur in der Form variabel, sondern auch in der Dauer und hinsichtlich der erforderlichen Arbeit und ihren Auswirkungen. Variabilität bestimmt sich aus den folgenden Kombinationen:
- dem Wesen der Krankheit und der physiologischen und emotionalen Reaktion des Kranken darauf,
- den Bewältigungsplänen, die von den professionellen Helfern und dem Kranken aufgestellt werden.

Zweitens kann jede Verlaufskurve analytisch in Phasen aufgebrochen werden, die der Kurve ihre Form geben. Zu diesen Phasen zählen akute Phase, Phasen der Normalisierung, stabile und instabile Phasen, Phasen der Verschlechterung und Sterbephasen.«[63]

In der Akutphase wird der Patient psychisch oder physisch so beeinträchtigt, dass er ärztliche Hilfe in Anspruch nehmen muss und ein stationärer Aufenthalt nötig ist, um eine weitere Verschlechterung oder den Tod zu verhindern. Eine Stabilisierung auf körperlicher und emotionaler Ebene ist das Ziel, um eine Erholung herbeizuführen.

Die Normalisierungsphase wird von Erholung geprägt und weist im Verlauf insgesamt aufwärts, sowohl körperlich als auch in der Bewältigungsarbeit und ggf. auch rehabilitativ, indem Fähigkeiten zurückgewonnen werden (z. B. Wiederaufnahme der Berufstätigkeit). Der Patient beschäftigt sich häufig intensiv mit der Gegenwart, Zukunftsperspektiven werden ignoriert.

In der stabilen Phase stagniert die Kurve – sie zeigt keine Verschiebungen, weder nach oben noch nach unten. Es kann eine Remission eintreten oder die Krankheit macht sich allgemein nicht mehr bemerkbar. In der Bewältigungsarbeit geht es hauptsächlich darum, diese Stabilität zu erhalten. Die Gegenwart soll unendlich sein, die Zukunft steht den Patienten offen.

---

[62] Ebd., S. 61
[63] Ebd., S. 60

Wird eine Phase instabil, gerät die Erkrankung außer Kontrolle. Das ist eine sehr bedrohliche Situation für den Patienten. Die Bewältigungsstrategien greifen nicht und so konzentriert sich die Bewältigung auf die Ursachensuche (»Was habe ich falsch gemacht?«) oder auf alternative Methoden, um die Kontrolle zurück zu erlangen (Salutogenese-Modell). Häufig findet die Versorgung zu Hause statt, manchmal ist auch ein erneuerter Krankenhausaufenthalt nötig. Hier stellt sich der Patient die Frage nach der Lebensqualität.

In der absteigenden Phase findet ein körperlicher Verfall statt, der auf den Tod hinführt. In dieser terminalen Phase ist der Tod etwas Allumfassendes und die Bewältigungsarbeit richtet sich auf die temporäre Gegenwart und darauf, das Tempo und das Ausmaß des Verfalls zu kontrollieren.[64]

Eine etwas andere Sichtweise hat Fawzy[65], der nicht die Krankheitsphasen, sondern das Krankheits- bzw. Krebserleben als Modell verwendet. Hier fällt schon der Begriff positiv auf – Krebs und Leben ist offensichtlich kein Widerspruch, sondern eine Möglichkeit, mit Krebs zu leben, zu gestalten und zu handeln. »Die Diagnose und die Behandlung von Krebserkrankungen bringt eine Menge an Verzweiflung, Unsicherheit und psychologischem Disstress mit sich, die mit einer ganzen Reihe von psychosozialen Interventionsmaßnahmen gemildert bzw. sogar behoben werden können.« Nach Fawzy sind die (eventuellen) fünf Phasen des »Krebserlebens«:
1. das Erfahren der Diagnose
2. die Behandlung
3. die Erholungsphase
4. das eventuelle Auftreten eines Rezidivs
5. terminal-palliative Maßnahmen[66]

In diesem Modell wird ein stärkerer Fokus auf die Emotionen des Patienten gerichtet und bereits auf Interventionsmöglichkeiten hingewiesen.

Das Erfahren der Diagnose
In der diagnostischen Phase verleugnen oder bagatellisieren die Betroffenen häufig ihre Erkrankung, weisen Behandlungspläne des Arztes zurück, suchen nach alternativen Behandlungsoptionen oder entwickeln eine fatalistische Haltung. Das Erleben dieser Phase ist geprägt von Trauer, Wut, Angst und Depression im Wechsel. Dazu kommen möglicherweise körperliche Einschränkungen und psychomotorische Störungen. Hier könnten Informationen und Erklärungen (durch Pflegekräfte), individuelle psychologische oder ggf. pharmakologische Maßnahmen hilfreich für den Patienten sein.

---

[64] Vgl. ebd., S. 62 ff.
[65] Fawzy 1999
[66] Tschuschke 2006, S. 116

Die Behandlung

In der frühen Behandlungsphase erleben die Patienten Angst, Traurigkeit, Depression, Kontrollverlust, Hoffnungslosigkeit, Wut und Schuldgefühle. Körperliche Veränderungen durch Operationen haben oftmals postoperative reaktive Depressionen zur Folge. Bestrahlungen rufen Ängste hervor, die bis zu Psychose-ähnlichen Wahrnehmungen oder Halluzinationen führen können. Auch hier wäre eine gute Aufklärung und Information sinnvoll. Gruppentherapien, in denen supportive, behaviorale oder kognitive Techniken vermittelt werden, entlasten den Patienten.

Die Erholungsphase

Nach abgeschlossener Behandlung wird nun von allen Beteiligten (Patient, Familie, interdisziplinäres Team) angenommen und gehofft, dass eine Heilung eingetreten ist. Das entspricht natürlich nicht immer der Realität, denn die Bewältigung einer Krebserkrankung kann ein lebenslanger Prozess sein. Die Angst vor einem Rückfall ist immer aktuell. Mögliche Einschränkungen im privaten, sozialen und beruflichen Umfeld stellen eine zusätzliche Belastung dar. Informationen über diese Belastungen, unterstützende Gruppen (Selbsthilfegruppen – »Ich bin nicht allein mit meinen Sorgen«) und/oder psychotherapeutische Hilfe sind in dieser Phase wichtig.

Das Auftreten eines Rezidivs

Bei einem Rezidiv oder wiederholten Krankenhausaufenthalten oder Behandlungen treten die gleichen Emotionen wie bei der Diagnosestellung auf. Schock und Verleugnung, Angst, Wut und Verzweiflung sind dieses Mal stärker und die Anpassung an die veränderte Situation ist schwieriger als zuvor. Informationen und Anleitungen über den weiteren Behandlungsplan bieten dem Patienten Orientierung. Gruppentherapie, psychologisch-psychotherapeutische Maßnahmen und die Einbindung der Angehörigen können Stabilität für alle Beteiligten bringen. Ziel ist es, den Patienten zu einem verbesserten Coping-Verhalten sowie zu einer leichteren Anpassung an Behandlungsmaßnahmen zu bringen und die Compliance zu verbessern, um ein verbessertes Befinden zu erreichen.

Terminal-palliative Maßnahmen

In der terminal-palliativen Phase fürchten die Patienten eine Isolation von der Familie, vom sozialen Umfeld. Der Prozess des Sterbens macht Angst vor dem Unbekannten, vor Schmerzen und dem Verlust der Körperfunktionen. Eine offene Umgangsweise mit dem Prozess des Sterbens und eine effektive medizinische Symptomkontrolle ist zu diesem Zeitpunkt unerlässlich. In dieser Phase geht es noch einmal verstärkt um die Lebensqualität am Lebensende. Was ist machbar und was ist sinnvoll? Begleitung und hospizliche Unterstützung können flankierend zur psychologischen Intervention eingesetzt werden.[67]

---

[67] Vgl. ebd., S. 120–122

5.2 Krankheitsbewältigungsstrategien

Die Aktion/Reaktion auf eine schwerwiegende, lebensbedrohliche Erkrankung ist nicht geprägt von rationalen Überlegungen – zumindest nicht im ersten Moment –, sondern von Urinstinkten und verschiedenen Emotionen. Es wird schnell klar, dass der Patient »irgendwie« damit umgehen und leben muss. Abhängig von der Persönlichkeit, der Biografie, dem sozialen Umfeld und den Angehörigen findet jeder eine Form der Bewältigung – gleich oder später.

Was ist mit »Krankheitsbewältigung« oder -verarbeitung eigentlich gemeint? Eine schlüssige Definition liefert Weis in seinem Buch »Psychoedukation mit Krebspatienten«: »Hierbei sind neben dem objektiven medizinischen Befund auf der psychologischen Ebene vor allem das subjektive Krankheitserleben, die Krankheitsvorstellung sowie die kognitive Bewertung von zentraler Bedeutung. Die Prozesse werden zusammengefasst unter dem Fachbegriff Krankheitsverarbeitung.«[68]

Und weiter: »Die Krankheitsverarbeitung wird als ein individueller Selbstregulationsprozess des Einzelnen verstanden, der dazu dient, die durch die Krankheit gestörte oder beeinträchtigte Befindlichkeit zu verbessern und sich kurz-, mittel- oder langfristig an die krankheitsbedingten Belastungen und Folgeprobleme anzupassen.«[69]

Krankheitsbewältigung ist kein einfaches Thema – insbesondere nicht für die Patienten. Die Wissenschaft beschäftigt sich aktuell sehr intensiv mit diesem Thema, wobei die ersten Konzepte und Modelle zur Krankheitsbewältigung schon in den 1960er Jahren diskutiert wurden. Im weitesten Sinne haben sich sogar schon der italienische Renaissance-Maler Michelangelo Buonarotti (1475–1564) und der Barockschriftsteller und Arzt Paul Flemming (1609–1640) damit beschäftigt[70].

Doris Schaeffer und ihre Mitautoren beschreiben ihn ihrem Buch »Bewältigung chronischer Krankheit im Lebenslauf« sehr eindrücklich die verschiedenen Theorien und Modelle zur Krankheitsbewältigung. Zur weiteren Vertiefung ist ihr Buch sehr zu empfehlen. Tabelle 3 ist der Versuch eines schematischen, ersten Überblicks.

---

[68] Weis 2006, S. 3
[69] Folkmann 1997
[70] Vgl. Kruse, in: Schaeffer 2006, S. 179–190

Tabelle 3: Krankheitsbewältigungsstrategien (vgl. Schaeffer 2009).

Interaktionstheoretische Perspektive	Stresstheoretische Perspektive	Sozialstrukturelle Perspektive
Trajektkonzept	Transaktionales Stress-Coping-Konzept Daraus weiterentwickelt:	Risikogesellschaft und Individualisierung
Transitionskonzept	Selbstverantwortung und:	Ungleichstheoretischer Zugang
Individuelles Bewältigungshandeln	Mitverantwortung	

Diese Theorien unterscheiden sich in ihren Perspektiven, gemeinsam ist ihnen allerdings ihr Ursprung aus der Soziologie und der (Sozial-)Psychologie und dass sie relativ unverbunden nebeneinander stehen.[71]

In den folgenden Kapiteln gebe ich einen kurzen Einblick in die verschiedenen Perspektiven, ohne die Modelle in ihrer Komplexität darstellen zu wollen. Dennoch liefern die Modelle gute Impulse für die Begleitung und Unterstützung von Krebspatienten.

5.2.1 Die interaktionstheoretische Perspektive

In dieser Perspektive sind die wichtigsten Modelle zu finden. Wie in den anderen Perspektiven ist auch hier eine eindeutige Abgrenzung zum bio-medizinischen Modell zu finden. Der Fokus richtet sich nicht auf die Krankheit, sondern auf die mit der chronischen Erkrankung verbundenen subjektiven Konsequenzen, d. h. auf die vom Patienten gefühlten und erlebten Veränderungen. Die interaktionstheoretische Perspektive beschäftigt sich also mit dem »Krankheitserleben« und besonders mit den vielen sozialen, psychischen alltagsweltlichen Gegebenheiten.[72]

Die interaktionistische Perspektive liefert ein wesentlich umfassenderes und vollständigeres Modell und stellt den Patienten mit seiner Gefühlswelt in Bezug auf die chronische (Krebs-)Erkrankung in den Mittelpunkt, ohne beteiligte Akteure, die unter Umständen ja maßgeblich mit beteiligt sind, zu übersehen. Das wird in dem wohl bedeutsamsten, von Strauss in den frühen 1960er Jahren entwickelten Konzept deutlich, dem Trajektkonzept.

---

[71] Vgl. Schaeffer 2006, S. 15
[72] Vgl. ebd., S. 16

5.2.1.1 Trajektkonzept

Schon zu Beginn seiner Konzeptentwicklung betonte Strauss die Notwendigkeit, chronisch Erkrankte als »handelnde Akteure« anzusehen. Er spricht auch von einer »akteurstheoretischen Position«, die sich mit der Frage beschäftigt, wie Menschen Krankheit erleben, wie sie die Situation wahrnehmen, interpretieren und einschätzen. Ein weiterer wichtiger Aspekt ist die Bewältigung und die Gestaltung des Lebens trotz der Erkrankung.

Diese Sichtweise war der Impulsgeber für das Trajektkonzept, in dessen Kern nicht nur die subjektive Realität und das Handeln des Erkrankten gemeint sind, sondern auch die temporalen Besonderheiten. Davor standen eher die negativen Folgen der chronischen Erkrankung und der Krankenrolle im Vordergrund.[73]

Trajekt – der Verlauf

»Trajekt« bedeutet begrifflich ›Verlaufskurve‹ und spielt zum einen darauf an, dass chronische Krankheiten anders als Akutkrankheiten in der Regel nicht heilbar und nicht reversibel und damit auch nicht zeitlich begrenzt sind. Sie sind dauerhaft, führen nicht lediglich zu einer vorübergehenden Unterbrechung des Alltags und der Lebensgewohnheiten, sondern begleiten das Individuum im weiteren Verlauf seines Lebens.«[74]

Chronische Erkrankungen weisen spezielle Verläufe auf. Deshalb wird das Trajektkonzept auch als eine Weiterentwicklung des Krankheitsverlaufskurvenkonzepts gesehen.

Nicht nur die Bewältigung des körperlichen Veränderungen und Verletzungen erfordert von dem Erkrankten eine hohe »Arbeitsleistung«, sondern auch die Störungen im Alltags- und Familienerleben, der Identität und der gesamten Biografie. Auch allen anderen beteiligten Akteuren (Angehörigen und professionellen Helfern) wird in diesem Konzept »Arbeit« abverlangt.

Das Besondere daran ist u. a., dass diese Arbeits- und Bewältigungsleistung auf den Krankheitsverlauf Einfluss nimmt. Er wird also nicht nur durch die körperlichen Krankheitsgeschehnisse, sondern auch entscheidend vom Handeln der beteiligten Akteure beeinflusst.[75]

---

[73] Vgl. Schaeffer 2006, S. 19
[74] Ebd.
[75] Vgl. ebd., S. 20

5.2.1.2 Transitionskonzept

»Der Begriff Transition stammt aus der Lebenslaufforschung und wird dort zur Bezeichnung von Prozessen verwendet, in denen es zu wesentlichen Veränderungen der Lebenssituation kommt. Transition bedeutet so viel wie Übergang. Individuen vollziehen im Verlauf ihres Lebens zahlreiche Übergänge, mit denen sie aus einer vertrauten in eine mitunter völlig neue Lebenssituation geraten, die teilweise Verluste, teilweise Chancen, auf jedem Fall aber neue Entwicklungsaufgaben mit sich bringen.

Transitionen können auch durch gesundheitliche Faktoren ausgelöst werden. Die Manifestation einer chronischen Erkrankung in Form eines plötzlichen, schwerwiegenden Krankheitsereignisses (etwa ein Herzinfarkt) oder auch die Diagnose einer schweren Erkrankung, die bisher kaum Symptome verursachte (z. B. Aufdeckung einer Tumorerkrankung), sind typische Auslöser einer gesundheitlich bedingten Transition und bringen häufig eine tiefgreifende Veränderung im Lebenslauf mit sich.

Diesen Richtungswechsel so zu gestalten, dass dauerhafte Einbußen von Autonomie und Lebensqualität soweit wie möglich vermieden werden, ist Aufgabe des Erkrankten selbst, seines sozialen Umfeldes und schließlich auch der einbezogenen professionellen Helfer.«[76]

Im Transitionskonzept wird deutlich, wie wandelbar und prozesshaft Lebensentwürfe und Lebensläufe sind. Nichts ist statisch und auch in einer schweren Erkrankung hat der Patient Gestaltungsmöglichkeiten. Das Transitionskonzept lässt sich in Bezug auf gesundheitlich bedingte Faktoren in drei Phasen einteilen:

1. Akute Phase mit abruptem Rollenverlust (beruflich, familiär und sozial) und Eintritt in die Patientenrolle mit Abhängigkeiten, Begrenzungen und Kontrollverlust
2. Phase der Orientierung und Manifestation von Bewältigungsanforderungen, mit der Übernahme der Selbstversorgungsverantwortung, Ausdifferenzierung der Rolle im familiären und sozialen Bereichen und der Anpassung an alltägliche Prozesse
3. Phase der Routinisierung oder der Krise, je nach Krankheitsverlauf in Bezug auf gesundheitliche Probleme[77]

Individuelles Bewältigungshandeln, ein Phasenmodell

Dieses Modell knüpft inhaltlich an Corbins Trajektmodell an, klammert aber soziales und interaktives Handeln (z. B. durch Familie oder professionelle Helfer) weitgehend aus. Es konzentriert sich auf das erkrankte »Individuum« und dessen Bewältigungs- und Handlungsstrategien. Auch dieses Konzept besteht aus mehreren, genauer gesagt sechs Phasen. Schaeffer stellt sie in einer tabellarischen Übersicht dar, wie Tabelle 4 zeigt.

---

[76] Ebd., S. 91
[77] Vgl. ebd., S. 96 ff.

Tabelle 4: Verlauf des Bewältigungshandelns bei chronischer Krankheit (Schaeffer 2006, S. 127).

Phasen	Krankheitsgeschehen	Erleben der Krankheitssituation	Bewältigungshandeln	Krankheitsmanagement	Umgang mit der Patientenrolle
Im Vorfeld der Diagnose	Erste Krankheitssymptome	Irritation und Beunruhigung	Normalisierung der Krankheitssymptome	Abwarten, kognitive Vermeidung	
Manifestation chronischer	Krisenhafte Zuspitzung der Symptome: Diagnosestellung	Biografische Zäsur	Schockbedingte Irritation der Handlungsfähigkeit: »Trudeln«	Orientierungslosigkeit	Passiver Patient
Restabilisierung	Beginn der Langzeitbehandlung verbunden mit Umstellungs- und Anpassungserfordernissen	Erleichterung, Hoffnung auf Renormalisierung des durch Krankheit irritierten Lebens	Wiedererlangung der Handlungsfähigkeit, Herauskristallisierung einer Bewältigungsstrategie	Hohe Compliance, aber: Umgang mit chronischer Krankheit wie mit Akutkrankheit	Vorbildlicher und aktiver Patient
Leben im Auf und Ab der Krankheit	Wechsel von relativer Stabilität, Instabilität mit Krisen, abermaliger Restabilisierung: ständige Veränderung der Bewältigungsanforderungen	Erkennung der Bedeutung von Chronizität: Irritation der Hoffnung auf Rückkehr zur Normalität, Leben lernen mit und trotz chronischer Krankheit	Oberflächliche Anpassung des Bewältigungshandelns an Krankheitsrealität unter Beibehaltung entwickelter Bewältigungsstrategie	»Großzügigere«	»Normaler« Patient
Einsetzen der Abwärtsentwicklung	Sich sukzessive beschleunigende Krankheitsdynamik, rasch steigende, komplexer werdende Bewältigungsanforderungen	Überforderung, Verunsicherung, Verzweiflung, Verbitterung, Kampf um Lebensperspektiven trotz Progredienz der Krankheit	Rettungsversuch der nicht mehr tragfähigen Bewältigungsstrategie am Bild des handlungsfähigen Patienten	Wechselhafte Compliance mit tendenzieller Vernachlässigung des Krankheitsmanagement	Wandel zum »kritischen« Patienten
Beschleunigung der Abwärtsentwicklung, Sterben	Voranschreitender Verlust körperlicher und psychischer Integrität	Angst, trichterförmige Verengung der Lebensperspektive	Endgültiger Verlust der Handlungsfähigkeit	Erdulden	Leidender Patient

Patienten müssen also nicht nur die Bewältigung der eigentlichen Erkrankung leisten, sondern alle Bereiche ihres Lebens sind mit erkrankt und verändern sich durch die Erkrankung.

Schaeffer & Moers machen in ihrem Phasenmodell deutlich, dass der gewählte Weg, den die Patienten eingeschlagen haben, um mit der Krankheit zu leben, nicht verlassen wird, sich jedoch der Umgang mit der Erkrankung an sich verändert und damit auch die Rolle des Erkrankten als Patient.

5.2.2 Die stresstheoretische Perspektive

Die zweite große Gruppe der Bewältigungsstrategien ist die stresstheoretische Perspektive. »Auch in dieser Theorieperspektive richtet sich das Interesse auf die subjektiven Dimensionen des Bewältigungsgeschehens und besonders auf das Krankheitsverhalten, verstanden als das Bemühen des Individuums, die Krankheitssituation zu bewältigen. Im Zentrum steht hier aber weniger die soziale Krankheitsverarbeitung, wie in der interaktionstheoretischen Perspektive, als vielmehr die individuelle Krankheitsverarbeitung. Denn die Bewältigung heißt in diese Perspektive – so Filipps – nicht mehr und nicht weniger ›als die Verarbeitung schlimmer Nachrichten‹, die Transformation objektiver Realität in subjektive Realität[78], genauer: in erträgliche subjektive Realität – ein vielschichtiger Prozess, in dem Anpassungen erfolgen, Überzeugungen aufgegeben und Normvorstellungen revidiert werden müssen.«[79]

In dieser Sichtweise wird (noch) davon aus gegangen, dass sich Krankheit nicht nur durch pathophysiologische Prozesse, sondern auch als Folge von psychischer und sozialer Dauerbelastung, Überforderung, Erschöpfung als Gesundheitsstörung und Krankheitszustand manifestieren kann (zunächst überwiegend bezogen auf psychische Krankheiten). Diese Perspektive ist sehr populär, da der Stressbegriff für viele verschiedene Alltagsdinge bemüht wird.[80]

Aus diesem Perspektivenbereich gehört das Copingkonzept wohl zu den bekanntesten.

5.2.2.1 Copingkonzept

Coping bedeutet zunächst Bewältigung, steht bei Lazarus aber für Stressbewältigung und wird als Synonym für den transaktionalen Stressansatz genommen.[81] In dessen Mittelpunkt steht die Frage, wie belastende und schwierige Situationen – potenzielle

---

[78] Fillipp 1997, In: Tesch-Römer & Schwarz
[79] Schaeffer 2006, S. 26
[80] Vgl. ebd., S. 27
[81] Folkmann 1997
Lazarus 2005

Stresssituationen, wie auch chronische Krankheiten sie darstellen – individuell verarbeitet und damit bewältigt werden und welche kognitiven und emotionalen Reorientierungsleistungen dazu zu erbringen sind.«[82]

Welche Situationen Stress auslösen, ist natürlich sehr unterschiedlich und abhängig von der persönlichen Situationseinschätzung und -bewertung. Erst diese persönliche Einstellung entscheidet darüber, ob eine Situation als Stress und damit als belastend erlebt wird oder nicht. Man unterscheidet drei Arten von Situationsbewertung:
1. Primärbewertung: Erste Einschätzung der Situation und Entscheidung ob sie als Verlust, Schädigung, Bedrohung oder als Herausforderung bewertet wird
2. Sekundärbewertung: Beurteilung, welche Ressourcen zur Bewältigung zur Verfügung stehen
3. Neubewertung: Aufgrund der Erfahrungen Überprüfung und ggf. Veränderung des Bewältigungsverhaltens

Selbstverantwortung und Mitverantwortung
Mit **Selbst**verantwortung ist die Fähigkeit und Bereitschaft des Menschen gemeint, sein alltägliches Leben zu gestalten, wobei er seinen eigenen Bedürfnissen, Normen und Werten folgt. Bei einer Erkrankung beschreibt Selbstverantwortung die Mitbestimmung des Patienten über die Art der Behandlungen. Im Klinikalltag wird gelegentlich vom »mündigen« Patienten gesprochen, der »selbstverantwortlicher« Partner für das therapeutische Team ist.

Bei **Mit**verantwortung geht es primär um das Handeln »in Wort und Tat«. Handeln ist die Fähigkeit des Menschen, etwas völlig Neues in Gang zu bringen, einen Prozess in Gang zu setzen, dessen Folgen noch nicht absehbar sind. Nach einer Diagnosestellung verändern viele Patienten ihr Leben radikal, wechseln den Beruf, gehen länger ins Ausland, schreiben ein Buch, machen endlich das, was sie eigentlich schon immer tun wollten. Sie nutzen die Erkrankung als Chance, aufgeschobene Handlungen durchzuführen.

5.2.3   Die sozialstrukturelle Perspektive

Bei den sozialstrukturellen bzw. gesellschaftstheoretischen Ansätzen lassen sich nur schwer prominente und konkurrenzfähige Konzepte identifizieren.[83]

Da wäre zum einen die individualisierungstheoretische Perspektive zu nennen, nach der sich sich die moderne Gesellschaft dadurch auszeichnet, dass soziale Strukturen,

---

[82] Schaeffer 2006, S. 27
[83] Vgl. ebd., S. 34

Traditionen und Normen zunehmend weniger Bestand haben. Zum anderen ist da die ungleichheitstheoretische Perspektive: In deren Mittelpunkt steht die Frage nach dem Einfluss von ökonomischen, sozialen und kulturellen Faktoren auf die Krankheitslast und auf die soziale Ungleichheit von Gesundheit und chronischer Krankheit.

5.2.4 Die individualisierungstheoretische Perspektive

In dieser Perspektive, die vor allem von Ulrich Beck repräsentiert wird, geht es darum, dass soziale Strukturen, Traditionen und Normen zunehmend weniger Bestand haben. Dadurch gewinnt der einzelne Mensch (Individuum) an Autonomie, Handlungs- und Gestaltungsmöglichkeiten. Entsprechend müssen diese Spielräume aber auch ausgefüllt werden und damit gerät der Mensch unter Handlungszwang und muss Eigenverantwortung aufbringen. Er muss also irgendwie zurechtkommen und ist dabei Risiken ausgesetzt, auch wenn es um Krankheitsbewältigung geht.

Diese Perspektive wird für die Bewältigung insofern relevant, weil die Wiedererlangung der Normalität bei einem chronisch Kranken nicht mehr das Ziel der Bewältigungsbemühungen sein kann. Es gibt keine Normalität mehr. Die Patienten sind mehr gefordert, selber zu steuern und Lösungen zur Bewältigung finden. Chronische Krankheit ist hier lediglich eine von vielen Herausforderungen, denen sich der Mensch stellen muss.[84]

5.2.5 Die ungleichheitstheoretische Perspektive

Die ungleichheitstheoretische Perspektive ist der Gegenpol zur gesellschaftstheoretischen Sichtweise. Diese Perspektive gewinnt gerade in der aktuellen gesundheitspolitischen Diskussion im Rahmen der Ökonomisierung zunehmend an Bedeutung. Im Mittelpunkt steht hier die Frage nach dem Einfluss von ökonomischen, sozialen und kulturellen Faktoren auf die Krankheitslast und auf die soziale Ungleichheit von Gesundheit und chronischer Krankheit.

Dass bestimmte Krankheiten in den unteren sozialen Schichten häufiger sind und damit die Lebenserwartung dieser Menschen geringer, ist hinlänglich bekannt. Das gilt auch für chronische Erkrankungen. Der Ressourcenmangel in den unteren sozialen Schichten erhöht also nicht nur das Risiko, chronisch zu erkranken, sondern schränkt auch die Ressourcen zur Krankheitsbewältigung ein.[85]

---

[84] Vgl. Schaeffer 2006, S. 34 f.
[85] Vgl. ebd., S. 36 f.

5.2.6   Fazit

Soweit die kurze Übersicht über verschiedene theoretische Konzepte zur Krankheitsbewältigung. Natürlich überlegt sich kein Patient, welche Bewältigungsstrategie für ihn
in Frage kommt, falls er sie überhaupt kennt. Er sucht und findet seinen Weg, »weiter
leben zu lernen«, wie Corbin & Strauss einen ihrer Buchtitel nannten. Das Wissen
um die unterschiedlichen Theorien hilft Ihnen im therapeutischen Team aber dabei,
besser zu verstehen, warum manche Patienten sich entscheiden zu kämpfen, während
andere Therapien abbrechen, obwohl es noch Hoffnung gibt. Auch dazu ist keine (Be-)
Wertung angemessen. Respektvolle Wahrnehmung zu den Entscheidungen, die ein Patient trifft, ist Aufgabe aller Akteure, eine angemessene Aufklärung und Erklärung der
Möglichkeiten und Konsequenzen vorausgesetzt.

5.3   Compliance

Der »gehorsame« Patient, der allen Anordnungen frag- und klaglos folgt, gehört
immer mehr der Vergangenheit an. Ein gewisser Paternalismus (wohlwollend, aber
Gehorsam erwartend) herrscht trotzdem noch, zumindest in einigen Köpfen des therapeutischen Teams.

In relativer Abhängigkeit zum Coping steht die Compliance des Patienten; sie bezieht
sich auf die Erfüllung, Befolgung und Einhaltung der (bestenfalls) besprochenen Therapie. Damit sind empfohlene Maßnahmen wie OP, Chemo o. Ä., die Einnahme von
Medikamenten, das Einhalten von Terminen und das Ändern bestimmter Lebenswei-
sen gemeint. Es geht also um ein aktives Mitwirken des Patienten am Behandlungsplan, bzw. das »Empowerment« des Patienten. Damit ist in diesem Zusammenhang
eine »Selbstermächtigung und Selbstbefähigung« gemeint, die einen Patienten zu
einem partnerschaftlichen Miteinander mit dem Arzt bringt.

Empowerment

Beim Empowerment »wird der Blickwinkel auf individuelle und kollektive Fähigkeiten und Kompetenzen fokussiert, die in Krisensituationen trotz aller aktuellen Defi-
zite weiterhin vorhanden sind und gerade dann mobilisiert werden können. ...
Wichtig ist die Erkenntnis, dass Menschen gemeinsam in der Lage sind, aus einer
Situation des Mangels Stärke zu entwickeln und ihre Fähigkeiten zur Gestaltung
ihrer eigenen Gesundheit und Lebenswelt einzusetzen.«[86]

---

[86] Sambale 2005, S. 48

Viele Ärzte und Pflegekräfte wünschen allerdings gar keine partnerschaftliche Beziehung zum Patienten. Häufig werden »mündige« Patienten als »schwierige Patienten« bezeichnet. Sie fragen viel, wollen Details wissen, sind vorinformiert (teilweise besser als mancher Profi) und diskutieren Behandlungsmethoden.

Zu einem partnerschaftlichen Verhältnis gehören aber nun mal zwei Seiten. Natürlich ist es anspruchsvoller, sich mit Patienten auseinanderzusetzen, die eine hohe Selbstbefähigung haben, als mit Patienten umzugehen, die alles über sich ergehen lassen. Sie kosten Zeit und Energie, die im beruflichen Alltag oft nicht da ist. Der Stationsablauf darf nicht gestört werden, also muss auch der Patient »funktionieren«.

In der aktuellen Diskussion begegnet man heute zwei Begriffen, die in unterschiedlicher Weise eine »Mitarbeit« des Patienten meinen: Compliance und informed consent.

Compliance
»Unter einem Compliance-orientierten Behandlungsstil wird die Bereitschaft oder gar der Gehorsam eines Patienten verstanden, bei diagnostischen oder therapeutischen Maßnahmen zur möglichst effektiven Untersuchung bzw. Behandlung beizutragen (etwa durch gewissenhafte Einnahme verordneter Medikamente oder die zuverlässige Befolgung entsprechender Anweisungen). Die Entscheidung trifft der Arzt.«[87]

Informed consent
»Häufig wird dieser Behandlungsstil des Informed consent auch als Konzept der verteilten Verantwortung bezeichnet. Hierbei werden alle wichtigen Therapieentscheidungen gemeinsam mit dem Patienten hinsichtlich ihrer Vor- und Nachteile abgewogen und es wird ein Konsens darüber erzielt, für den der Patient auch selber mitverantwortlich ist. Der Patient erlebt bei diesem Behandlungsstil Autonomie und Selbstbestimmung. Für den Arzt kann dieser Behandlungsstil sehr viel entlastender wirken, als die Praxis der klassischen Compliance-Orientierung.«[88]

In dieser Definition finden sich viele Parallelen zu verschiedenen Krankheitsbewältigungsstrategien und auch zur Salutogenese. Autonomie, Selbstbestimmung und das Gefühl der Handhabbarkeit sind die Träger des Salutogenese-Modells. Dass das Gefühl, ein aktiver, eigen- bzw. mitverantwortlicher Gestalter zu sein, auch den Krankheitsverlauf entscheidend beeinflussen kann, ist ein weiterer wesentlicher Aspekt, der zu dem Fazit führt, dass der »informed consent« offensichtlich der bessere Weg für den Behandlungspfad ist. Auch der Arzt kann es als Entlastung empfinden, praktisch »im Team« mit dem Patienten eine Entscheidung getroffen zu haben.

---

[87] Röttger 2003, S. 74
[88] Verres 1989

Unabhängig von den Strategien und Konzepten, die dahinterstehen, geht es aber ganz schlicht um die Würde des Patienten. Zwar können viele Patienten gar nicht beurteilen, wie eine Behandlung ihre Lebensqualität beeinflussen wird, dennoch kann ein einfühlsames, offenes Gespräch bzw. Aufklärung den Patienten »ermächtigen«, die für ihn und seiner Lebenssituation besten Entscheidungen zu treffen.

5.4 Umgang mit Mitpatienten, Angehörigen und dem sozialen Netzwerk

Die Reihenfolge in der Überschrift mag irritieren: Sind Angehörige nicht am wichtigsten? Ja, natürlich! Doch nicht selten ist es so, dass der Bettnachbar eher die Diagnose oder den Behandlungsplan, die möglicherweise geplante OP oder Chemo mitbekommt als der nächste Angehörige. Nicht immer finden die Mitteilungen des Arztes im »geschützten Raum« oder im Arztzimmer statt. Mitpatienten sind häufig die unfreiwilligen Zeugen eines Dramas, das sich einen Meter neben ihnen ereignet.

Wie fühlt sich der Mitpatient, wenn er hört, wie die Prognose seines Bettnachbarn aussieht? Er ist mit seiner eigenen Erkrankung befasst und fühlt sich vielleicht nun in der Pflicht, trösten zu müssen, zu helfen, Ratschläge zu geben. Vielleicht hat er auch ein schlechtes Gewissen, weil er nicht so krank ist, oder ist verunsichert, ob er überhaupt reagieren sollte oder einfach so tun, als hätte er nichts gehört, da er ja in sein Buch vertieft war.

Pflegekräfte (und Ärzte) sollten den Mitpatienten nicht aus dem Blickfeld verlieren, auch wenn sie sich natürlich erst einmal um jenen Patienten kümmern, der nach der Diagnose ihrer Unterstützung bedarf. Es erfordert ein hohes Einfühlungsvermögen (selbstverständlich ist immer die Schweigepflicht zu wahren), zu entscheiden, ob und wie der Bettnachbar einbezogen wird. Möglicherweise hat er ja tatsächlich alles ausgeblendet, was ihn nicht unmittelbar betrifft und ist eher irritiert, wenn er genötigt wird mitzureden. Auch hier ist die Sensibilität der Pflegekräfte gefragt. Es kann für einen Patienten sehr erschütternd sein, wenn er plötzlich einen kahlköpfigen Bettnachbarn bekommt, der zur Chemotherapie angereist ist. Ein paar aufklärende Worte kosten hier nicht viel Zeit. Viel schlimmer ist es, wenn der Chemo-Patient ins Zimmer tritt und der Bettnachbar fluchtartig das Zimmer verlässt, weil er »auf keinen Fall mit einem Krebskranken im Zimmer liegen will«.

Eigenes Erlebnis

Bei meinem zweiten Krankenhausaufenthalt lagen eine sehr junge Frau und eine Mutter von drei kleinen Kindern mit im Zimmer. Die junge Frau hatte eine kleine Routine-OP, war aber total verängstigt und aufgeregt. Nach der OP durfte sie wegen des Verbands ihre Haare nicht waschen und war deshalb sehr unglücklich. Meine andere Zimmernachbarin und ich quetschten uns dann zu dritt in den winzigen Waschraum und halfen der jungen Frau unter viel Gelächter, die Haare über dem Waschbecken zu waschen. Diese Aktion schweißte uns die nächsten Tage zusammen und wir haben viel zu lachen. Diese Verbindung würde mit der Entlassung enden, aber für ein paar Tage waren wir mit unseren unterschiedlichen Geschichten eng verbunden. Von diesen zwischenmenschlichen Begegnungen bekommen Pflegekräfte häufig gar nichts mit. Doch ist der Kontakt zu Mitpatienten im Positiven wie im Negativen nicht zu unterschätzen.

Als »dyadische Aufgabe« definiert Kruse in Schaeffers Buch »Bewältigung chronischer Krankheit im Lebenslauf« die Position von Angehörigen bzw. Partnern. »Damit wird zum Ausdruck gebracht, dass die Art und Weise, wie Menschen Aufgaben, Krisen und Belastungen erleben und wie sie sich in diesen zu orientieren versuchen, in starkem Maße davon beeinflusst ist, wie ihre nächste Bezugsperson derartige Situationen deutet. Besonders bei Paaren erscheint es sinnvoll, die Perspektiven und Handlungskonzepte beider Partner systematisch aufeinander zu beziehen.«[89]

Dass es eine hohe emotionale Belastung für den Partner, für die Kinder oder die Eltern bedeutet, einen an Krebs erkrankten Angehörigen zu haben, ist unbestritten. Die Belastungen verhalten sich analog zu den Krankheitsphasen und -verläufen. Die Emotionen wechseln je nach aktuellem Zustand und dem Stand der Informationen. Natürlich ist der Umgang auch abhängig von der Persönlichkeit, der eigenen und der familiären Biografie. Auch der Angehörige wird sich in seinem sozialen Netzwerk Unterstützung suchen und bei Bedarf evtl. auch professionelle Hilfe. Loscalzo & Brintzenhofezoc[90] haben den Einfluss einer Krebserkrankung auf die Familie untersucht (siehe Tabelle 5 auf Seite 72).

---

[89] Kruse, in: Schaeffer 2006, S. 199
[90] Loscalzo, M., Brintzenhofezoc, K. Brief crisis conseling. In psycho-oncology.Holland JC (Ed). New York: Oxford University Press1998; 662 - 75

Tabelle 5: Einfluss der Krebserkrankung auf die Familie (vgl. Tschuschke 2006, S. 132–134).

Krisenhaftes Ereignis für den Patienten	Auswirkungen in der Familie
Diagnose	• Schuldgefühle • Wunsch zu helfen (retten) • Verletzbarkeit durch die Identifikation mit dem Familienangehörigen • Angst davor sich anzustecken • Dem Familienangehörigen die Schuld an der Erkrankung geben
Behandlung (Operation, Chemo- und Strahlentherapie)	• Vermittlung zwischen unterschiedlichen Bedürfnissen des Patienten und der Familienangehörigen • Regulation von Optimismus • Anpassung an die körperlichen Veränderungen • Machtlosigkeit, die Nebeneffekte der Behandlung zu kontrollieren
Remissionsphase	• Rollen innerhalb der Familie neu definieren • Wieder Kraft gewinnen • Lernen, mit einer ungewissen Zukunft zu leben • Ziele der Familie neu beleben
Rezidiv	• Aufgaben und Rollen in der Familie neu strukturieren • Misstrauen in das medizinische Hilfesystem • Wunsch, den Familienangehörigen zu retten • Umgang mit den Gefühlen von Versagen und Verrat
Fortgeschrittenes Krankheitsstadium	• Enttäuschung • Gefühl des Versagens • Akzeptieren von Verlusterlebnissen • Finanzielle Beeinträchtigung
Terminalphase	• Schuld • Ressourcen des Patienten beachten • Lebenspläne verwerfen oder zurückstellen • Emotionaler Rückzug vom Patienten • Fremde Menschen im Haus haben • Weniger Zeit in der Arbeit, in der Schule verbringen
Verlust des Familienmitgliedes	• Ärger • Intensiver Kummer • Emotional aufgewühlt • Befürchtungen, die Lage finanziell und emotional nicht zu schaffen • Unsicherheit • Sehnsucht • Traurigkeit

Erstaunlich in dieser Untersuchung ist das in vielen Phasen genannte Gefühl der Schuld. Diese Frage stellt sich also nicht nur der Patient selber, sondern auch die Angehörigen.

Auch Angst ist ein häufig genanntes Gefühl, ebenso wie Trauer und Wut. Grundsätzlich unterscheiden sich die Emotionen zwischen Patient und Angehörigen nicht, obwohl die Hintergründe, die Intensität und die Zeit des Auftretens unterschiedlich sind. Es ist schwierig, wenn der Patient gerade in einer Phase der Angst ist und die Angehörigen in einer Trauerphase (vielleicht um die verlorenen Lebensziele).

Auf beiden Seiten herrschen Befangenheit und Verunsicherung. Die Kommunikation gestaltet sich schwierig, weil Patient und Angehörige manchmal widerstreitende Erwartungen darüber haben, was für den Patienten hilfreich ist. Angehörige wollen einen optimistischen und frohen Patienten und versuchen ihn aufzumuntern – für den Erkrankten ist es aber nicht immer hilfreich. Besonders dann nicht, wenn er über seine belastenden Gefühle sprechen möchte und das Gefühl hat, ein Tabu zu verletzen. Er will seine (vermeintlich) optimistischen Angehörigen nicht noch zusätzlich belasten.[91]

Der Patient als Richtschnur

»Bei der Gratwanderung, die von den Angehörigen gefordert wird, kann vielleicht Richtschnur sein, sich an den Bedürfnissen der Kranken zu orientieren, Chancen zur Aktivierung zu nutzen, aber diese nicht aufzwingen, als Ansprechpartner für belastende Emotionen da zu sein, aber deren Aussprache auch nicht zu forcieren. Es genügt oft, einfach präsent zu sein, die Verlässlichkeit der Beziehung unter Beweis zu stellen und dem Kranken als tragfähiger Rahmen oder Behältnis zur Verfügung zu stehen, das seine belastenden Emotionen auffängt«.[92]

Hier stellt sich ein weiteres Aufgabenfeld für das therapeutische Team. Nicht nur die Patienten brauchen Begleitung, sondern auch die nächsten Angehörigen, die sich mit ihren Nöten oft alleingelassen fühlen. Je nach Persönlichkeitsstruktur werden die Partner sich in ihrem sozialen Umfeld ebenfalls Unterstützung suchen und ggf. professionelle Hilfe in Anspruch nehmen, sei es zur psychischen Entlastung oder durch ganz praktische Hilfe, wie z.B. ein ambulanter Pflegedienst oder eine Haushaltshilfe. Die Angehörigen können den Patienten nur so gut unterstützen, wie auch sie Hilfe erfahren. Keinem Patienten ist mit einem überforderten Angehörigen geholfen. Die Aufgaben in der Begleitung durch eine Krebserkrankung erweitern sich hier also um einen weiteren Aspekt.

---

[91] Vgl. Faller 1998, S. 78
[92] Ebd, S. 79

Ähnlich komplex ist auch das soziale Netzwerk: Verwandte, Freunde, Nachbarn, Vereinsmitglieder, Arbeitskollegen. Hier geht es natürlich nicht um die quantitativen Aspekte, sondern um die qualitative Unterstützung. In der Forschung zu sozialen Netzwerken differenziert man nach:

- Größe des sozialen Netzwerks (Anzahl der Personen)
- Dichte (Verbindung der Mitglieder des Netzwerks)
- Grad der Verpflichtungen (traditionelle Gruppenstrukturen wie Verwandtschaft, Nachbarschaft, Arbeitskollegen)
- Homogenität (Ähnlichkeiten der Mitglieder)

Um die Qualität des sozialen Netzwerks darzustellen, fasst man folgende Indikatoren zusammen:

- Struktur (Größe, Vernetzung und Dichte)
- Relation – Interaktion (Dauer, Frequenz und Art der Kontakte)
- Inhalt – Funktion (Unterstützung und Belastung der Akteure)
- Evaluation (Bewertung, Zufriedenheit)[93][94]

Ob der Patient überhaupt Unterstützung will und ob er sie als positiv empfindet, hängt von seiner Bewertung ab. Gut nachvollziehbar ist es z. B., wenn der Patient keinen Besuch von Freunden erhalten möchte, weil er durch eine OP oder Chemo in seinem Äußeren verändert ist, oder den Besuch von Arbeitskollegen abwehrt, weil er nicht hören möchte, dass für ihn schon eine Vertretung gefunden wurde. Das ist situations- und persönlichkeitsabhängig, sollte auf jeden Fall respektiert und im therapeutischen Team kommuniziert werden, um ggf. »unerwünschte Besucher« abzufangen.

Andererseits gilt: »Soziale Unterstützung (social support) ist eine gar nicht zu unterschätzende Komponente im Zusammenhang mit einer onkologischen Erkrankung. Wie in allen Lebenskrisen erweist sich auch hier das gefühlsmäßige Dasein wichtiger Bezugspersonen als enorm hilfreich. Sei es, dass es um das Gefühl des Nicht-Ausgestoßenseins, des weiterhin wertvollen Seins, um das Gefühl der Unterstützung bei der Bewältigung oder anderes geht, Menschen sind primär soziale Wesen und benötigen für das Gefühl eines sinnvollen Lebens den anderen oder die anderen.«[95]

Doch auch die Mitglieder des sozialen Netzwerks haben Probleme, Erwartungen und Ängste, denen sie sich stellen müssen. Es fällt den Freunden, Bekannten und Arbeitskollegen nicht leicht, mit dem Erkrankten umzugehen (vgl. Tabelle 6).

---

[93] Laireiter 1993
[94] vgl. Knoll & Burkert in: Schaeffer 2009, S. 223 f.
[95] Tschuschke 2006, S. 139

Tabelle 6: Psychische Probleme, Belastungen und Erwartungen von Krebspatienten an das soziale Umfeld (vgl. Krischke, in: Tschschke 2006, S. 137–138).

Probleme der Freunde, Bekannten und Kollegen	Erwartungen an Freunde, Bekannte und Kollegen	Ängste, bezogen auf Freunde, Bekannte und Kollegen
• Angst und Rückzug • Angst, Zuneigung zu zeigen • Angst vor Konfrontation mit der Krebserkrankung • Verschlossenheit, Unwissenheit	• Zuneigung durch Besuche, Blumen, Anrufe, Briefe • Gemeinsames Lernen mit der Krebserkrankung umzugehen und nach der Behandlung das Leben neu zu gestalten • Gespräche, Hilfsbereitschaft	• Rückzug, Vermeidung der Sozialkontakte • Verlassen werden • Verständnislosigkeit • Verharmlosung der Krankheit

5.5   Geschlechterspezifische Unterschiede

Eine europäische Initiative zur Erfassung und Verbesserung der Situation krebskranker Frauen (caring about woman and cancer – CAWAC) legte im Jahr 2000 einige interessante Untersuchungsergebnisse darüber vor, was Frauen mit Krebs erfahren, empfinden, wissen und vermissen.[96]

Gender

»Der Begriff **Gender** bezeichnet das soziale oder psychologische Geschlecht einer Person im Unterschied zu ihrem biologischen Geschlecht (engl. *sex*). Der Begriff wurde aus dem Englischen übernommen, um auch im Deutschen die Unterscheidung zwischen sozialem (gender) und biologischem (sex) Geschlecht treffen zu können, da das deutsche Wort *Geschlecht* in beiden Bedeutungen verwendet wird. Er dient vor allem als Terminus technicus in den Sozial- und Geisteswissenschaften.«[97]

Für die Studie füllten 799 Frauen mit gynäkologischen Tumoren und Brustkrebs Fragebögen aus: »… eindeutig ist die Angst vor Ausbreitung der Krankheit (80 Prozent) und dem Tod (57 Prozent) im Vordergrund. Diese Befürchtungen werden dicht gefolgt von der Angst vor Nebenwirkungen der Therapie (50 Prozent) und der Angst, leiden zu müssen (36 Prozent).«[98] Es sind vor allem soziale Ängste und Befürchtungen, die die Patientinnen zum Zeitpunkt der Diagnosestellung haben (siehe Tabelle 7).

---

[96] Vgl. Kaufmann 2000
[97] Vgl. Wikipedia [Zugriff am 28.12.2010]
[98] Kaufmann 2000, S. 192

Tabelle 7: Soziale Ängste und Befürchtungen zum Zeitpunkt der Diagnosestellung (Kaufmann 2000, S. 129).

Problem	< 50	50–69	> 70	Alle
Beziehung/Lebensplanung negativ beeinflusst	66 %	47 %	16 %	49 %
Mein Partner wird nicht damit fertig werden.	24 %	20 %	4 %	20 %
Ich werde aufhören müssen zu arbeiten.	26 %	17 %	3 %	18 %
Ich werde mich nicht mehr um meine Kinder kümmern können.	26 %	10 %	2 %	13 %
Meine Familie wird nicht damit fertig werden.	23 %	10 %	10 %	13 %
Mein Sexualleben wird beeinflusst werden.	15 %	12 %	4 %	13 %
Ich werde in finanzielle Schwierigkeiten geraten.	16 %	11 %	–	11 %
Mein Partner wird mich zurückweisen.	13 %	6 %	1 %	8 %
Selbstwertgefühl gemindert	35 %	23 %	11 %	25 %
Mein Aussehen wird sich verändern.	24 %	18 %	7 %	19 %
Die Leute werden ihr Verhalten mir gegenüber ändern.	17 %	7 %	5 %	10 %
Mehrere Antworten waren möglich.				

In der Studie greift jede zweite Frau zur »Stärkung des Immunsystems und ergänzenden Maßnahmen wie Entspannungs- und Meditationstechniken, Naturheilverfahren, Diät und Vitaminzufuhr«[99].

Bislang gibt es noch keine Studien, die die Krankheitsbewältigung von Männern und Frauen untersucht hat. Es gibt aber erste Hinweise, dass Männer und Frauen ein ähnliches Erleben haben. »Auffallender sind jedoch die deutlichen Unterschiede in der psychosozialen Lebenssituation und den daraus erwachsenden unterschiedlichen Ressourcen und Belastungen von chronisch erkrankten Männern und Frauen. Systematische, vergleichende Langzeitstudien zur Krankheitsanpassung von Männern und Frauen und zur Überprüfung einer genderspezifischen Relevanz von Ressourcen, Bewältigungsstrategien und Lebensentwürfen für deren Gelingen fehlen bisher allerdings.«[100]

---

[99]   Kaufmann 2000, S. 195
[100] Grande, in: Schaeffer 2009, S. 336

Wenn eine gewisse Sensibilität in Bezug auf genderspezifische Besonderheiten, z. B. bei der Diagnosemitteilung oder dem Eingehen auf körperliche Veränderungen während der Therapie, erreicht werden kann, sind hier erste Schritte getan. Und es gibt zumindest einige Hinweise, wie Männer bzw. Frauen sich in Sachen Gesundheit verhalten.

So belegt eine Studie der DAK[101], dass Frauen deutlich mehr Angst vor Krankheit und Unfällen haben als Männer. »Frauen haben ein anderes Gefühl für ihren Körper, was sich aber auch positiv bei der Gesundheitsvorsorge auswirkt.« Nach der Studie gehen in NRW 62 Prozent aller Befragten zur Krebs-Früherkennung, dies sind zwei Prozent mehr als der Bundesdurchschnitt. In Deutschland nehmen Frauen diese Vorsorgeuntersuchung mit 74 Prozent öfter in Anspruch als Männer (46 Prozent).[102]

Einen weiteren Hinweis auf den unterschiedlichen Umgang von Frauen und Männern mit Krebs liefert eine kleine Studie, die Annette Gamatter im Rahmen einer Weiterbildung unternahm. »So wenden mehr Frauen emotionsbezogenes Coping an, sprechen öfter über ihre Gefühle, während Männer mehr rational-kognitive Bewältigungsmuster nutzen und Gespräche als wenig hilfreich bei der Krankheitsbewältigung einschätzen. Frauen leiden zudem häufiger als Männer unter psychischen Begleiterkrankungen.

Jedoch verändern sich Angst und Depression im Krankheitsverlauf. Bei Patienten mit Prostatakarzinom hat die Art der Therapie zusätzlich Einfluss auf Angst und Depression. Das Selbstwertgefühl männlicher Tumorpatienten wird durch die mit der Erkrankung häufig verbundenen finanziellen Einbußen und Einschränkungen im sozialen Alltag stärker beeinflusst als das der Frauen, da sie sich stärker über ihren Beruf und Erfolg definieren. In der Öffentlichkeit ist das Thema ›Brustkrebs‹ deutlich mehr verbreitet als ›Prostatakrebs‹. Frauen sprechen hier öfter und offener über ihre Erkrankung und haben so ein ausgeprägteres unterstützendes Umfeld.

Für beide Geschlechter ist der Ehepartner eine bedeutende Stütze bei der Krankheitsverarbeitung. Wobei erkrankte Männer hier mehr von ihren Partnerinnen profitieren als umgekehrt.

Gerade Partner von Krebspatienten leiden häufig unter emotionalen Belastungen und Anpassungsstörungen. Dies betrifft Frauen von an Krebs erkrankten Männern jedoch wesentlich häufiger als Partner von krebskranken Frauen. Die Partnerschaft von Krebspatienten wird zusätzlich belastet, wenn ein Tumor der Geschlechtsorgane vorliegt. Dieser hat in ca. 50 % der Fälle Auswirkungen auf Sexualität und Selbstbild, wobei die Ausprägung stark von der Art der Therapie abhängt.«[103]

---

[101] http://gesundheit.nrw.de/content/e2804/e2419/e2131 [Zugriff am 16.12.2010.]
[102] Ebd.
[103] Garmatter, A. (2010): Männer und Krebs. http://www.afg-heidelberg.de/fileadmin/FwbOnkologie/Abschlussarbeiten/Garmatter.pdf [Zugriff am 16.12.2010]

Es gibt also durchaus genderspezifische Aspekte bei der Krankheitsbewältigung. Die Vermutungen dafür werden sicherlich noch durch weitere Studien bestätigt werden, dennoch sollten Ärzte und Pflegekräfte diese Aspekte in ihr professionelles Handeln einfließen lassen.

Männer, Frauen und der Krebs

Es klingt banal, muss aber dennoch gesagt werden: Achten Sie darauf, wen Sie vor sich haben und richten Sie Ihre Kommunikation danach aus. Bereits die Studie von Kaufmann weist darauf hin, dass
- Informationen dringend gewünscht werden,
- Antworten auf Fragen gesucht werden,
- Vier-Augen-Gespräche als angenehm empfunden werden,
- soziale und psychische Unterstützung wichtig ist.

6   SALUTOGENESE

»Wir sind alle terminale Fälle. Aber solange wir einen Atemzug Leben in uns haben, sind wir alle bis zu einem gewissen Grad gesund.«[104] Dieses Zitat von Antonovsky ist die eigentliche Kernaussage des Salutogenese-Modells.

In der Ausbildung und im Stationsalltag sind Pflegekräfte mit Prophylaxen und präventiven Maßnahmen konfrontiert. Die Krankheitsprävention ist ein Gesundheitsgewinn durch die Reduktion von Risikofaktoren für Krankheit. Die Gesundheitsförderung hingegen setzt auf der anderen Seite an: Sie ist Gesundheitsgewinn durch Verbesserungen der Bedingungen für die Gesundheit.

Abbildung 6 zeigt, dass Gesundheit und Krankheit keine alternativen Zustände sind, sondern Pole eines Kontinuums. Die Übergänge sind also fließend. Es ist keine Entweder-oder-Situation, wenn man gesund oder krank ist.

Abb. 6: Gesundheits- und Krankheitskontinuum

Der Paradigmenwechsel, verstärkt auf die Gesunderhaltung zu schauen und nicht »nur« Krankheiten zu verhindern, wurde schon 1997 von Noack in einer Gegenüberstellung verdeutlicht (vgl. Tabelle 8 auf Seite 80).

Was genau ist nun Salutogenese?
Das salutogenetische Modell wurde von dem amerikanisch-israelischen Medizinsoziologen Aaron Antonovsky entwickelt. Der von ihm geprägte Begriff »Salutogenese« setzt sich aus »salus« (lat. für Unverletztheit, Heil, Glück) und »Genese« (griech. für Entstehung) zusammen und ist damit der Gegenbegriff zu »Pathogenese«[105]. Um den Forschungsansatz zu verstehen, sollte man die Biografie von Aaron Antonovsky in ihren Grundzügen kennen.

---

104 Antonovsky 1979
105 Vgl. Hurrelmann 2000, S. 55

Tabelle 8: Pathogenese und Salutogenese.

Annahme in Bezug auf	Pathogenetisches Modell	Salutogenetisches Modell
Selbstregulierung des Systems	Homöostase	Überwindung der Heterostase (Ungleichgewicht, fehlende Stabilität)
Gesundheits- und Krankheitsbegriff	Dichotomie	Kontinuum
Reichweite des Krankheitsbegriffs	Pathologie der Krankheit, reduktionistisch	Geschichte des Kranken und seines Krankseins, ganzheitlich
Gesundheits- und Krankheitsursachen	Risikofaktoren, negative Stressoren	»Heilsame« Ressourcen, Kohärenzsinn
Wirkung von Stressoren	Potenziell krankheitsfördernd	Krankheits- und gesundheitsfördernd
Intervention	Einsatz wirksamer Heilmittel	Aktive Anpassung, Risikoreduktion und Ressourcenentwicklung

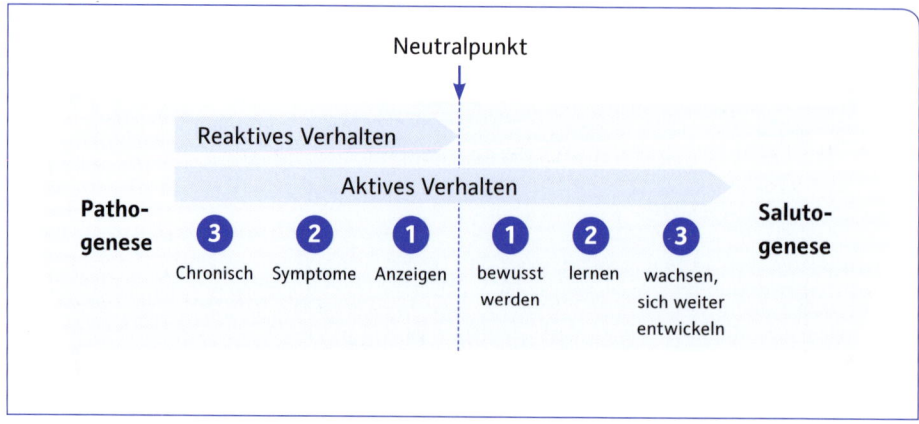

Abb. 7: Pathogenese versus Salutogenese.

Aaron Antonovsky wurde 1923 in Brooklyn geboren. Nach dem Militärdienst im Zweiten Weltkrieg schloss er sein Soziologiestudium ab. 1960 wanderte er nach Israel aus und arbeitete am Institut für Angewandte Soziologie in Jerusalem. Im Rahmen seiner Forschungstätigkeit untersuchte er Frauen verschiedener ethnischer Gruppen zu den Auswirkungen der Wechseljahre. Die untersuchten Frauen der Geburtsjahrgänge 1914 bis 1923 waren in Zentraleuropa geboren und teilweise in einem Konzentrationslager inhaftiert gewesen. Die Gruppe der ehemaligen Inhaftierten war signifikant stärker gesundheitlich belastet als andere Frauen. Aber fast 30 % der inhaftierten Frauen waren trotz ihrer traumatischen Erlebnisse bei relativ guter psychischer Gesundheit.

Die Frage, wie diese Frauen es geschafft hatten, trotz der Belastungen weitgehend gesund zu bleiben, beschäftigte Aaron Antonovsky den Rest seines Lebens. Er starb 1994 mit 71 Jahren in Beer-Sheba/Israel.

Antonovsky vollzog einen Paradigmenwechsel von Krankheitsentstehung zu Gesunderhaltung, indem er fragte: »Warum bleiben Menschen trotz der Vielzahl von krankheitserregenden Risikokonstellationen, psychosozial irritierenden Belastungen und angesichts kritischer Lebensereignisse gesund? Unter welchen persönlichen Voraussetzungen und unter welchen sozial-ökologischen Rahmenbedingungen können sie ihre Gesundheit bewahren?«[106] Wobei er Gesundheit und Krankheit eben nicht als erstrebens- bzw. vermeidenswerten Zustand ansieht, sondern eher davon spricht, dass man mehr gesund und weniger krank ist.

Das Salutogenese-Modell besteht aus zwei Kernstücken, den generalisierten Widerstandsressourcen und dem Kohärenzsinn.

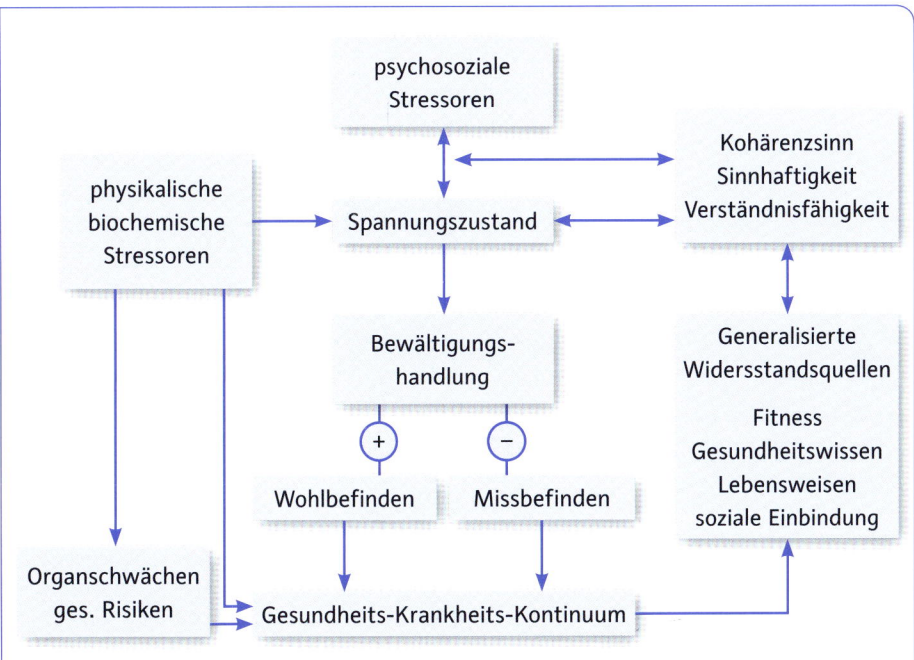

Abb. 8: Salutogenese-Modell nach A. Antonovsky

Generalisierte Widerstandsressourcen
- Ausreichendes Immunpotenzial
- Aktive Vermeidung von Stressoren
- Intelligenz und geistige Flexibilität
- Materielle Ressourcen
- Soziale Unterstützung
- Soziale Integration
- »Sinnhaftigkeit« des eigenen Handelns

Dieses sind die Fähigkeiten von Menschen, die mit biologischen, psychischen und sozialen »Stressoren« konstruktiv zurechtkommen.

Das zweite Kernstück, der Kohärenzsinn, wird als relativ stabile Handlungsorientierung definiert.

Kohärenzsinn
- Das Gefühl der Verstehbarkeit (sense of comprehensibility)
- Das Gefühl der Bewältigbarkeit (sense of manageability)
- Das Gefühl der Sinnhaftigkeit (sense of meaningfullness)[107]

»Unter dem Kohärenzsinn kann ein positives, aktives Selbstbild der Handlungs- und Bewältigungsfähigkeit verstanden werden, das einhergeht mit der Gewissheit, sich selbst und die eigenen Lebensbedingungen steuern und gestalten zu können.«[108]

Betrachten wir den Kohärenzsinn noch einmal unter dem Aspekt der Krankheitsbewältigungsstrategien, stellen wir fest, dass genau dieser Kohärenzsinn (Verstehbarkeit, Bewältigbarkeit und Sinnhaftigkeit) in fast allen Modellen, zumindest unterschwellig, vorkommt. Wenn Sie auf die Fragen der Patienten in den unterschiedlichen Krankheitsphasen zurückblicken, werden Sie feststellen, dass sich viele Fragen um diese drei Komponenten drehen.

Es sei mir noch ein kleiner Exkurs in Bezug auf die Psychoonkologie und die Spiritualität in Verbindung mit der Salutogenese erlaubt (siehe auch Kapitel 7.2 und 10.2): In der Psychoonkologie zielen die Behandlungsansätze auf die vorhandenen Ressourcen (generalisierte Widerstandsressourcen) und die Selbstkontrolle (Kohärenzsinn) ab. In der Spiritualität befasst sich der Benediktinermönch Anselm Grün mit salutogenetischem Denken:

---

[107] Ebd.
[108] Ebd., S. 97

1. »Wer salutogenetisch denkt, lernt vor allem das Staunen angesichts der Vielzahl der Möglichkeiten, die Menschen besitzen, um ihr Leben zu meistern. Der Blick wendet sich ab von den Defiziten und wird angezogen von den Potentialen und Fähigkeiten der Menschen.

2. Wer salutogenetisch denkt, vermeidet das Apartheitsdenken zwischen Gesunden und Kranken. Gesundheit und Krankheit sind ein einziges Kontinuum. Menschen sind zu jedem Zeitpunkt ihres Lebens ganzheitlich wahrzunehmen: Sie stehen in dem ständigen Prozess einer gesund-kranken und krank-gesunden Lebensentwicklung. Dies gilt ebenso für das Leben als Ganzes: Gelingen und Misslingen eines Lebensprojekts.

3. Wer salutogenetisch denkt, gewinnt die volle Aufmerksamkeit für die Förderung aller Prozesse, die es ermöglichen, den Herausforderungen des Lebens gerecht zu werden. Der Sieg über alle Krankheiten ist Utopie. Was aber keine Utopie ist, sondern realistisch und wünschenswert, ist die Indienstnahme aller Kräfte von Leib, Seele und Geist, der Potentiale von Individuum und Gesellschaft zur Entwicklung jener Kräfte, die Personen und Gemeinschaften auf dem Kontinuum von Gesundheit und Krankheit in Richtung auf den Gesundheitspol hin bewegen.«[109]

Demnach ist Salutogenese eher eine »Lebenshaltung« als ein theoretisches Konzept. Dieses kann nicht nur für Patienten, sondern auch für die Begleitenden hilfreich sein. Wer sich mit den Erzählungen und Erfahrungen von Krebspatienten näher befasst, der sieht durchaus auch positive Veränderungen, die erst durch die Krankheit ausgelöst wurden. Da werden Jobs aufgegeben, die man schon längst nicht mehr mochte; Partnerschaften werden gelöst, ganze Lebensentwürfe aufgegeben und neue gewagt. Eine potenziell tödliche Krankheit wie Krebs bringt dem Patienten nicht nur die erschütternde Erfahrung, dass sein Leben bedroht ist. Sie bringt ihm auch den aufrüttelnden Impuls, seinem Leben noch einmal eine neue Richtung zu geben.

Eigenes Erlebnis

Ich hatte schon vor meiner Erkrankung ein Buch veröffentlicht und mir war unmittelbar nach der Diagnosestellung klar, dass ich »Tagebuch« schreiben würde. Und nach ein paar Wochen und ein paar Telefonaten mit meiner Lektorin war ich überzeugt davon, dass es ein Buch geben würde. Ich konnte so verstehen, bewältigen und dem Ganzen einen Sinn geben ... und ich hatte ein Ziel – das Buch zu Ende schreiben! Voilá – hier ist es!

---

[109] Grün & Müller 2005, S. 89 f.

7 THERAPIEBEGLEITUNG

Manche Patienten empfinden es als Meilenstein, manche als Hürde und manche als Chance, wenn endlich, vielleicht nach einer langen Phase der Diagnostik, mit der Therapie begonnen wird. In der Studie von Kaufmann beklagte allerdings jede siebte Patientin, die Therapie habe verzögert begonnen?[110] Dies zeigt sehr gut, wie eilig es die Patienten haben, der Bedrohung durch die Krankheit zu entgehen und jede mögliche Chance der Heilung oder Linderung zu ergreifen. Teilweise können die verschiedenen Therapieformen, je nach Verfassung des Patienten, ambulant bzw. teilstationär durchgeführt werden. Das macht den Patienten zum Grenzgänger zwischen den Welten – im sicheren Zuhause und in der fremden, klinischen, teilweise bedrohlichen Krankenhauswelt. Und es führt zu Abstimmungsherausforderungen: Jede siebte Patientin in der CAWAC-Studie von Kaufmann beklagte die unzureichende Kommunikation zwischen Klinik und Hausarzt, gelegentlich auch zwischen den verschiedenen Krankenhausabteilungen.[111]

Eigenes Erlebnis

Ich musste oft lange bitten, bevor ich eine Kopie von Befunden oder Arztbriefen bekam, um sie an weiterbehandelnde Ärzte weiterzugeben oder für meine »persönliche« Akte zu sammeln. Besonders schwierig war es bei dem Histologiebefund – als wäre es ein Staatsgeheimnis, dabei war es doch MEINE Histologie! Ich wollte nachlesen und recherchieren, aber es ist wohl nicht immer gewünscht, dass Patienten gut informiert sind (siehe Kapitel 5.3). Allerdings habe ich auch einige Male erlebt, dass Schwestern ungefragt gleich zwei Kopien gemacht haben – eine für den weiterbehandelnden Arzt und eine für mich! Ich war sehr dankbar, nicht als Bittsteller auftreten zu müssen. Und wieder: kleine Ursache – große Wirkung! Und es hat sicher nicht viel mehr Zeit gekostet.

Weitere Verunsicherungen und Ängste entstehen bei den Patienten auch, weil nun neue Ärzte und Pflegepersonal die weitere Behandlung übernehmen. Wenn Sie also einen Patienten »neu« zur Therapie aufnehmen, denken Sie daran, dass er eben nicht »neu« ist, sondern schon eine Vielzahl an Interventionen hinter sich hat und eigentlich gerade erst dabei ist, wieder festen Boden unter den Füßen zu bekommen. Als er das letzte Mal ins Krankenhaus kam, war seine Welt wahrscheinlich noch normal, bevor sie durch die Diagnose einer malignen Erkrankung aus den Angeln gehoben wurde. Viele Patienten haben bei der Aufnahme zur Therapie das Gefühl eines Déjà-vu.

---

[110] Vgl. Kaufmann 2000
[111] Ebd.

Die Belastung vor, während und durch die Therapie ist immens hoch für den Patienten. In erster Linie leiden die Betroffenen unter Ängsten. Einiges lässt sich mit einer behutsamen, einfühlsamen und patientenorientierten Aufklärung vermeiden oder zumindest abschwächen. Die Ängste sind nicht immer rational begründbar – trotzdem sind sie existent und unbedingt ernst zu nehmen.

Die drei »klinischen« Therapieformen: OP, Chemo und Bestrahlung werden in erster Linie von den behandelnden Ärzten verordnet bzw. empfohlen. Komplementäre Therapieformen werden von den Patienten meistens zusätzlich selber gewählt und »ergänzend/alternativ« eingesetzt, bewirken aber ähnliche Belastungssituationen wie die klinischen Therapieformen.

Tabelle 9: Belastungen durch Therapie.

Therapieform	Belastungen
Operation	Angst vor der Narkose, nicht wieder aufzuwachen, Schmerzen zu haben, alles mitzubekommen Angst vor der OP (kann alles entfernt werden, ist der Tumor größer als gedacht, muss mehr weggeschnitten werden) Zerstörtes Körpergefühl, Angst vor Entstellung
Strahlentherapie	Angst vor Großgeräten und abgeschlossenen/eingeschlossenen Behandlungssituationen Angst vor »Verstrahlung« Angst vor Nebenwirkungen
Chemotherapie	Angst vor Nebenwirkungen (somatische) Angst vor giftiger Substanz Angst vor Entstellung (Haarausfall), zerstörtes Körpergefühl
Adjuvante Therapie/ komplementäre Therapie	Angst vor Unbekanntem Angst vor Nebenwirkungen

Die Begleitung des Patienten in dieser Zeit ist von Anfang an zeitlich limitiert, da es in der Regel ein »Schema« gibt, das je nach Parametern angepasst wird, aber einem Fahrplan nicht unähnlich ist. In dieser Krankheitsphase kommt es zu gefühlsmäßigen Höhen und Tiefen, die stark vom körperlichen Zustand des Patienten abhängig sind. Die gesamte Palette der somatischen Nebenwirkungen kann mittels Medikamenten oder physikalischen Interventionen häufig gemildert werden. Die emotionale Achterbahnfahrt zwischen Hoffen und Bangen wird auch an die Pflegekräfte und Angehörigen weitergetragen.

Die Therapiezeit ist eine intensive Zeit mit relativ viel »Patientenkontakt«, da viele praktische Verrichtungen am Patienten geschehen und so die Zeit für Gespräche überdurchschnittlich hoch ist. Diese Zeit gilt es zu nutzen, um die Ängste zu reduzieren.

Das Wissen des Patienten, dass die Zeit des Wartens erst einmal vorbei ist, dass ge-/ behandelt wird, gibt ihm häufig Hoffnung und Zuversicht, die Sie unterstützen soll- ten, ohne unrealistische oder beschönigende Erwartungen zu vermitteln. Der Kohä- renzsinn nach Antonovsky kann durchaus dazu führen, dass Nebenwirkungen abge- schwächt werden: Er versteht Kohärenzsinn ja als »eine globale Orientierung, die das Ausmaß ausdrückt, in dem jemand ein durchdringendes, überdauerndes und dennoch dynamisches Gefühl des Vertrauens hat, daß erstens die Anforderungen aus der inter- nalen und externalen Umwelt im Verlauf des Lebens strukturiert, vorhersagbar und erklärbar sind, und daß zweitens die Ressourcen verfügbar sind, die nötig sind, um den Anforderungen gerecht zu werden. Und drittens, daß die Anforderungen Heraus- forderungen sind, die Investitionen und Engagement verdienen.«[112]

7.1   Das zerstörte Körperbild

Die verschiedenen Arten der Therapie haben einen zum Teil »aggressiven« Charakter und verursachen Nebenwirkungen, die Angst machen, erschreckend sind und trau- matische, sichtbare Verletzungen hinterlassen (Haarverlust bei Chemotherapie, Strah- lendermatitis u. Ä.). Das Körperbild, das vielleicht schon durch eine große OP-Narbe zerstört ist, wird erneut verletzt. Pflegekräfte wissen, dass viele Patienten mit Chemo- therapie auch unter teilweise erheblichen somatischen Nebenwirkungen (Übelkeit, Anämie, Kachexie u. a.) leiden und entsprechend aussehen. Das ist ein Schock für den Patienten und seine Angehörigen – denn nach Diagnosestellung sieht man den Betrof- fenen ihre Erkrankung nicht unbedingt an und die Aggressivität und die Bedrohung durch die Krebserkrankung sind nicht auf den ersten Blick sichtbar.

Corbin & Strauss sprechen auch von einem zerstörten Selbstbild: »Wenn eine schwere chronische Krankheit in das Leben eines Menschen einbricht, dann wird die Person der Gegenwart zwangsläufig von der Person der Vergangenheit getrennt, und alle Bilder, die er von sich für die Zukunft hatte, werden beeinträchtigt oder sogar zerstört.«[113]

Männer leiden unter dem Verlust von Haaren, Körperteilen (evtl. Geschlechtsorganen) und sichtbaren Narben ähnlich wie Frauen – dennoch ist der Begriff der zerstörten Körperlichkeit bei vielen, besonders jungen Frauen mit dem Verlust von Schönheit gleichzusetzen. Aussagen wie: »Ach, Hauptsache, Du wirst wieder gesund« oder »Die Haare wachsen ja wieder« sind wenig tröstlich und eher eine Nichtbeachtung von gerechtfertigten Gefühlen der Patientin. »Knapp 30 Prozent der Frauen fühlen sich nicht mehr so attraktiv, feminin und selbstbewusst wie früher und können sich nicht

---

[112] Antonovsky 1993
[113] Corbin & Strauss 2004, S. 66

mehr so gut mit ihrem Körper identifizieren.«[114] Außerdem weist Kaufmanns in seiner Studie darauf hin, dass viele Patientinnen nicht mit der Art und Weise der Aufklärung über Nebenwirkungen zufrieden waren.

Viele Patienten leiden unter dem Identitätsverlust, der sich durch das zerstörte Körperbild, aber auch durch den Zusammenbruch des sozialen Netzwerks und der eingeschränkten Leistungsfähigkeit und den drohenden möglichen materiellen Unsicherheiten und Werteverlust. Genau dies sind aber die Säulen, die nach Hilarion Petzold die Identität des Menschen stützen und tragen.

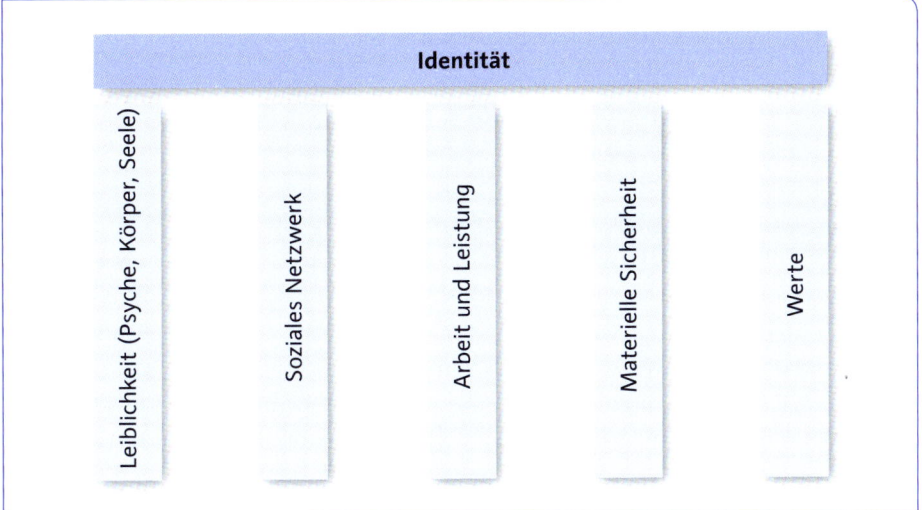

Abb. 9: Die fünf Säulen der Identität nach Petzold.

Identität (lat. identitas = Wesenseinheit) bezeichnet die einzigartige Persönlichkeitsstruktur des Menschen. Sie ist prozesshaft, entwickelt und verändert sich das ganze Leben hindurch. Es gibt Zeiten der Identitätsentwicklung und Zeiten der Identitätskrisen. Die Veränderung der besagten Leiblichkeit (aber auch der anderen Säulen) durch eine Krebserkrankung und deren Therapie ist eine Lebenskrise. Im therapeutischen Kontext spricht man bei solch existenz- und lebensbedrohenden Situationen von einer traumatischen Krise. Auch Corbin & Strauss stellen sehr deutlich dar, an wie vielen »Fronten« einer Krebserkrankung ein Patient kämpfen muss.

---

[114] Ebd.

»Wenn eine chronische Erkrankung auftritt, beziehen sich die damit verbundenen Wahrnehmungen des gestörten Körpers auf:

- Die Unfähigkeit des Körpers, eine Aktivität auszuführen
- Das Erscheinungsbild des Körpers
- Das physiologische Funktionieren des Körpers auf der zellulären Ebene

… Doch die eigentliche Bedeutung der Körperstörung wie auch die resultierende Selbstreflexion ist tiefgreifender. Die Wahrnehmung berührt das Innerste des menschlichen Daseins. Von daher bringt diese Wahrnehmung eine Situation hervor, der sich der betroffene Mensch und seine Familie anpassen müssen, wenn sie über die Gegenwart hinausgehen und sich die Zukunft wieder erschließen wollen. Anpassung bezieht sich nicht nur auf den alltäglichen Kampf der Bewältigung der Krankheit und ihrer Symptome in Bezug auf jegliche mentale und körperliche Einschränkungen, die eintreten; sie bezieht sich auch auf Handlungen, mit denen ein Gefühl von Kontrolle und Balance im Leben erreicht und dem Leben trotz Krankheit und mit den damit verbundenen Veränderungen Kontinuität und Sinn gegeben werden soll.«[115]

Auch hier findet sich unterschwellig eine salutogenetische Denkweise wieder, da es um Kontrolle und Sinn-Findung geht. Hilfreich für die Patienten ist jedenfalls keine Bagatellisierung der veränderten Körperlichkeit, sondern ein respekt- und würdevoller Umgang mit den Gefühlen und Wahrnehmungen der Patienten. Auch ein kleiner Rest der Haare kann gepflegt und frisiert werden und Verbände können möglichst passgenau angebracht werden. Sie müssen nicht überdimensioniert und damit noch auffälliger angelegt werden.

7.2 Psychoonkologie

Es wird im klinischen Alltag viel darüber diskutiert, ob ein Patient mit einer Krebsdiagnose zusätzlich zur medizinischen Therapie auch noch eine »Psychobehandlung oder -beratung« braucht. Die Pflegekräfte sind in der Regel diejenigen, die den behandelnden Arzt auf einen Behandlungsbedarf aufmerksam machen. Dabei erfolgt diese Einschätzung anhand der Beobachtung und Wahrnehmung der Pflegekräfte, weniger auf Anfrage der Patienten selber. Sie äußern im Akutkrankenhaus weniger häufig einen subjektiven Betreuungsbedarf, weil sie durch eine weitere intensive Konfrontation mit der Erkrankung weitere Destabilisierung befürchten. Die Angst, jetzt auch noch als »psychisch krank« eingestuft zu werden, ist sicher ein weiterer Grund. Wissenschaftlich belegt ist mittlerweile, dass ein Großteil der Krebspatienten keine psychiatrischen Störungen aufweist. In der einschlägigen Literatur geht man von etwa 30 % durchschnittlichen Behandlungsbedarfs aus, der auch abhängig vom Krankheitsstadium ist.

---

[115] Ebd., S. 67

Nötig ist eher eine kurzfristige Unterstützung im Bereich der Psychoedukation, der akuten Krisenintervention und der Krankheitsbewältigung. In diesem Zusammenhang wird wieder deutlich, dass die Kompetenz der Kommunikation im interdisziplinären Team nachhaltig verbessert werden muss.[116]

Eigenes Erlebnis

Es ist in der Tat etwas anderes, einem »Fremden« seine Ängste und Sorgen mitzuteilen, als den nächsten Angehörigen und Freunden, denn die sind häufig ja selber noch damit beschäftigt zu be- und verarbeiten (siehe Kapitel 5.4). Es ist auch anders, etwas laut aus zu sprechen, als nur für sich darüber zu grübeln. Das Wort »Hoffnung« hat viel mehr Kraft wenn man es laut ausspricht!

Was genau beinhaltet nun die Psychoonkologie?

Grob gesagt umfasst das Spektrum der psychoonkologischen Intervention Beratung, supportive Behandlung und Begleitung bis hin zur psychotherapeutischen Behandlung verschiedener Problemebereiche. Dabei geht es vorrangig um die Erhaltung und Wiederherstellung der gesundheitsbezogenen Lebensqualität (siehe Kapitel 7.3).

Definition

Psychoonkologie ist als interdisziplinäre Form von Psychotherapie und klinischer Psychologie zu verstehen, die die Aspekte der Prävention, Entstehung, Diagnostik, Therapie und Rehabilitation umfasst.

Der Einfluss einer Krebserkrankung in Hinblick auf psychische Veränderungen des Patienten, seiner Angehörigen und des Personals wird in dieser relativ neuen Disziplin untersucht. Sie beschäftigt sich mit der Bedeutung psychosozialer Faktoren in der Entwicklung, dem Verlauf von Krebserkrankungen und dem Prozess der Krankheitsverarbeitung.

Psychoonkologie ist gemeinhin die Kurzform für den Begriff Psychosoziale Onkologie, der die Kernaussagen auch etwas eindeutiger umreißt. Es geht in der Psychoonkologie eben um die gesamten sozialen Aspekte und die »Mitbetroffenen« – die Angehörigen und das interdisziplinäre Team, die mit einbezogen werden. Diese Bezeichnung integriert auch eher die spirituellen und lebensgeschichtlichen Belange des Betroffenen.

---

[116] Vgl. Weis 2006, S. 6

»Indikationen zur psychoonkologischen Betreuung ergeben sich insbesondere für Patienten, die

- lang anhaltend depressive Symptome zeigen,
- starke Angstsymptome haben,
- nicht beherrschbare Schmerzen haben,
- unter starken Aggressionen stehen,
- Konflikte mit der Familie bzw. dem Behandlungsteam haben,
- eine psychiatrische Krankengeschichte oder erkennbare Persönlichkeitsstörungen haben,
- in sozial schwierigen Situationen leben,
- die besonders schwer betroffen sind (Diagnose, Prognose, Therapie),
- verändertes oder ungewöhnliches Verhalten zeigen,
- Suizidgedanken haben oder andere Personen bedrohen,
- sexuelle Probleme äußern oder befürchten,
- unentschieden/ablehnend sind oder Zweifel an der Behandlung äußern.«[117]

Informieren und eine solche Betreuung anbieten sollten Sie aber jedem Patienten nach einer Diagnosestellung. Dann kann er selbst entscheiden, ob er das Angebot in Anspruch nehmen will.

Das psychoonkologische Angebot hat die direkte Beeinflussung von krankheits- oder behandlungsbedingten Symptomen und die Verbesserung der Krankheitsbewältigung und der Lebensqualität zum Ziel. Hier sei noch auf einige Besonderheiten der psychoonkologischen Behandlung hingewiesen. Sie unterscheidet sich von der klassischen Psychotherapie, da die psychischen Probleme vieler Krebspatienten Problemen eben nicht Ausdruck neurotischer Konflikte, sondern primär Reaktionen auf die Belastung durch die Erkrankung und Therapie sind. Dabei sind z.B. Verdrängung und Abwehr in der frühen Krankheitsphase durchaus Verarbeitungsstrategien, die erst einmal die psychische Stabilität aufrechterhalten.

Eine aktive Rolle des behandelnden Psychoonkologen soll Hoffnung und mögliche Perspektiven vermitteln, während bei der klassischen Psychotherapie der Therapeut eine eher passive, beratende Rolle verkörpert. Besondere Aufmerksamkeit muss der Authentizität undWahrhaftigkeit der Realität der Erkrankung geschuldet werden. Empathie, Beziehungsaufbau und Verstehen sind Grundlagen einer psychoonkologischen Begleitung.

Übergeordnete Ziele sind die Verbesserung der Krankheitsverarbeitung und der psychischen Befindlichkeit und besonders die Förderung der personalen und sozialen

---

[117] Siedentopf 2010, S. 13

Ressourcen. Diese Probleme können in Einzel-, Paar- oder Gruppensitzungen bearbeitet werden. Umfang und Dauer sind individuell unterschiedlich und von verschiedenen Faktoren abhängig. In der psychoonkologischen Beratung wird ebenfalls vor dem Hintergrund des Salutogenese-Modells nach Antonovsky der Fokus auch auf die Wahrnehmung, Schaffung und Nutzung der personalen Ressourcen gelegt. Das Selbsthilfepotenzial der Patienten wird dadurch gefördert und kann konstruktiv genutzt werden.[118]

Vorrangige Themen und Inhalte in der psychoonkologischen Begleitung sind:
- Linderung krankheitsbedingter Symptome
- Unterstützung der medizinischen Behandlung und Anregung der Selbstheilungskräfte durch verschiedene Methoden (z.B. Entspannungsübungen), Vermittlung von Selbsthilfe- und Selbstkontrollstrategien
- Umgang mit emotionalem Stress, wie Angst, Depression, Hoffnungs- und Hilflosigkeit, Entlastung durch Ausdruck von negativen Gefühlen (Wut, Scham, Angst und Trauer)
- Unterstützung bei Problemen mit dem (zerstörten) Körperbild und der Sexualität
- Einbeziehung des Partners und der Angehörigen sowie Verbesserung der Kommunikation und Klärung biografischer Konflikte
- Verbesserung der Kooperation mit dem interdisziplinären Team
- Umgang mit bedrohlichen Themen, wie Rezidiv, Metastasierung, Sterben und Tod, Erarbeitung von Lebenszielen und Lebensperspektiven

In das direkte Handlungsspektrum der Psychoonkologie gehört:
- Beratung und Information
- Supportive Einzelgespräche
- Krisenintervention (akut bei Diagnosestellung oder auch langfristig)
- Symptomorientierte Behandlung (z.B. durch Entspannung)
- Kreative Angebote (Schreib-, Kunst- und Musiktherapie)
- Sterbebegleitung
- Sozialrechtliche Beratung
- Paar- und Gruppengespräche

Die tatsächliche Behandlung findet häufig erst im nachstationären Setting, also ambulant, oder in einer Anschlussheilbehandlung oder Reha-Maßnahme statt. Sensibilität und Offenheit für die mögliche Inanspruchnahme einer psychoonkologischen Begleitung ist vorrangig die Aufgabe der Pflegekräfte und des gesamten interdisziplinären Teams.

---

[118] Vgl. Weis 2006, S. 8 f.

Exkurs: Wartezimmergespräche

Wer selbst einmal längere Zeit im Wartezimmer eines Arztes verbracht hat – und wer hätte das nicht – mag sich vielleicht daran erinnern, welche teilweise komischen, meist aber völlig absurden Weisheiten und Ratschläge dort ausgetauscht werden. Bestenfalls sind es medizinische Halbheiten, schlimmstenfalls angsteinflößende Horrorgeschichten von verpfuschten Operationen, falschen Medikamenten, entsetzlichen Nebenwirkungen, entstellenden Operationsnarben bis hin zu unfähigen Ärzten und unfreundlichen Begegnungen mit dem medizinischen Personal.

Wenn Sie Pflegekraft sind: Halten Sie kurz inne und fragen Sie sich, wie es auf Sie gewirkt hat, als Sie mit einer Grippe im Wartezimmer saßen und fachlich einordnen konnten, was wahr und was unwahr ist. Und dann versuchen Sie sich vorzustellen, wie jemand solche »Informationen« empfinden mag, der gerade eine lebensbedrohliche Diagnose bekommen hat und mit großer Wahrscheinlichkeit medizinisch nicht ausgebildet ist, also den Wahrheitsgehalt nicht wirklich einordnen kann.

Meine Bitte und mein Rat: Falls es irgendwie möglich ist, vermeiden Sie für einen Krebspatienten lange Wartezeiten im Wartezimmer (das Wort an sich ist schon eine Zumutung, da man dieses Zimmer mit der Gewissheit betritt zu warten – und wozu hat man dann eigentlich einen Termin?). Der Patient verbringt ohnehin viel Zeit mit dem Warten auf Untersuchungen, Arztgespräche und Behandlungen.

Die gute Organisation

Sie können es den Patienten leichter machen, wenn Sie
- freundlich und namentlich begrüßen,
- sie ins Wartezimmer begleiten,
- die Termine so koordinieren, dass nur wenig Wartezeit anfällt,
- im Wartezimmer für eine angenehme Atmosphäre und Temperatur sorgen.

Der Dank für diese kleinen Aufmerksamkeiten sind entspanntere Patienten und damit auch entspanntere Behandlungen!

Im »Neuen Knigge für gutes Benehmen« findet sich ein Abschnitt zum Thema »Gespräche im Wartezimmer« – möglicherweise sollte man diesen Abschnitt in DIN-A3-Größe im »Wartezimmer« aufhängen, oder eben gleich dafür Sorge tragen, dass lange Wartezeiten gar nicht erst entstehen.

7.3 Lebensqualität und Lebenszufriedenheit

Der Begriff »Lebensqualität« mutet im Zusammenhang mit einer oftmals tödlichen Erkrankung zumindest merkwürdig an. Jedem, der über diesen Begriff nachdenkt, fällt sicher eine Vielzahl von Dingen, Personen und Werten ein, die seine ganz persönliche Lebensqualität ausmachen. Zufriedenheit, Glück, Gesundheit sind einige Merkmale, die sehr schnell assoziiert werden. Tatsächlich ist eine exakte Definition der Lebensqualität kaum möglich. Jede Disziplin, die sich dieses Konstrukts annimmt, setzt unterschiedliche Schwerpunkte, ob es die Medizin, die Theologie, die Philosophie oder die Politik ist.

Tatsächlich gibt es viele Institutionen und Forschungsansätze, die sich mit den Inhalten und der Messbarkeit von Lebensqualität auch wissenschaftlich beschäftigen. Z.B. das nordamerikanische Standardinstrument in der Onkologie, FACT (Functional Assesment of Cancer Therapy; Fragebogen), SF 36 (Short Form 36; Fragen mit nichtonkologischen Fragen für Vergleichsdaten), FLZ (Fragen zur Lebenszufriedenheit – von Herschbach & Henrich – ein Fragebogen, der vom Patienten selber auszufüllen ist).[119]

Ursprünglich wird der Begriff »quality of life« dem britischen Ökonom Arthur Cecil Pigou zugeschrieben. In die Politik wurde der Begriff der Lebensqualität in den 1960er und 1970er Jahren von John F. Kennedy und Willy Brandt eingeführt. Es ging dabei eher um ökonomische, gesellschaftliche und politische Inhalte und Werte.

Die WHO definiert »Lebensqualität« aus medizinischer Sicht »als die subjektive Wahrnehmung einer Person über ihre Stellung im Leben in Relation zur Kultur und den Wertesystemen, in denen sie lebt, und in Bezug auf ihre Ziele, Erwartungen, Standards und Anliegen«. In der Bangkok-Charta heißt es: »Die Vereinten Nationen erkennen an, dass das Erreichen der höchstmöglichen Gesundheitsstandards eines der fundamentalen Rechte aller Menschen ohne Unterschied darstellt. Gesundheitsförderung basiert auf diesem wesentlichen Menschenrecht. Dieses positive und umfassende Konzept begreift Gesundheit als einen Bestimmungsfaktor für Lebensqualität einschließlich des psychischen und geistigen Wohlbefindens.« In der Medizin gibt es für spezifische Krankheiten das Modell der »Gesundheitsbezogenen Lebensqualität« (Health Related Quality of Life).[120]

---

[119] Vgl. Röttger 2003, S. 38)
[120] Vgl. Wikipedia [Zugriff am 28.12.2010]

Bei der WHO geht man davon aus, »dass das Erreichen des höchstmöglichen Gesundheitsstandards eines der fundamentalen Rechte aller Menschen ohne Unterschied darstellt. Gesundheitsförderung beruht auf diesem Menschenrecht. Dieses positive und umfassende Konzept begreift Gesundheit als einen Bestimmungsfaktor für Lebensqualität einschließlich des psychischen und geistigen Wohlbefindens.«[121]

Damit wird der Begriff der Lebensqualität individualisiert, da nun der Mensch im Mittelpunkt steht und nicht wie bisher soziale und wirtschaftliche Bezüge. In der Medizin war die Onkologie eine der ersten Disziplinen, die sich mit der gesundheitsbezogenen Lebensqualität auseinandergesetzt haben. Zu Anfang ging es um Fragen der lebensverlängernden Maßnahmen mit vielen gravierenden Nebenwirkungen und der damit verbundenen »Abnahme der Lebensqualität«. Heute werden die Ziele der Lebensqualität-Forschung in der Onkologie folgendermaßen definiert:
- »Bewertung von Therapien nach psychosozialen Kriterien
- Basis im Entscheidungsprozess bei konkurrierenden Therapien (Lebensquantität vs. Lebensqualität)
- Verbesserung der psychosozialen Versorgung von onkologischen Patienten«[122]

Unabhängig von individuellen und kulturellen Unterschieden scheint es wohl für alle wichtig zu sein, sich körperlich wohl und psychisch stabil zu fühlen, sozial integriert zu sein, eigenständig dem alltäglichen Leben nachzugehen und das alles in einem möglichst sicheren Rahmen. Entsprechend beinhaltet die Lebensqualität funktionale, emotionale, soziale und psychologische Aspekte.[123] Neuere Forschungsergebnisse messen der Spiritualität einen fast ebenso großen Einfluss auf die Lebensqualität zu wie dem körperlichen Wohlbefinden. Dies sollte bei der Messung der Lebensqualität berücksichtigt werden.[124]

Lebensqualität in Zusammenhang mit einer Erkrankung erweitert sich also um wesentliche Faktoren, die sich auf krankheits- und therapiebedingte Symptome beziehen. Damit lässt sich eine allgemeine und eine krankheitsspezifische Lebensqualität unterscheiden. Trotz der schwierigen Definition des Begriffs Lebensqualität lässt sich zumindest das Ziel der Erforschung ausmachen, nämlich die ganzheitliche Betreuung und Therapie des Patienten, die seiner Individualität im umfassenden Sinn gerecht wird.

Wie kann man Lebensqualität messen, wenn schon eine Definition schwierig ist? Es gibt in der Tat über 1000 Instrumente, um die allgemeine und krankheitsspezifische Lebensqualität zu messen. Dabei stellen sich gleich erste schwierige Fragen: Wer soll die Lebensqualität beurteilen? Der Patient, die Angehörigen oder die medizinischen

---

[121] Ebd.
[122] Muthney et al. 1990
[123] Bullinger 1997
[124] Wasner 2005, S. 14

Fachkräfte? Geht es um Eigen- oder Fremdeinschätzung? Es würde zu weit führen, hier einen ethischen Diskurs anzustoßen; dennoch soll diese Diskussionsgrundlage nicht unerwähnt bleiben, da sie eine Chance für eine Leitbildentwicklung in Umgang mit krebskranken Patienten sein kann.

Zwei gängige Messinstrumente sollen hier kurz vorgestellt werden:
1. EORTC QLQ C30
2. Karnofsky-Index

Der EORTC QLQ C30 (The European Organisation for Research and Treatment of Cancer Quality of Life Questionnaire) umfasst 30 Fragen aus dem körperlichen, psychisch-seelischen und sozialen Bereich. Er wurde von der Europäischen Organisation zur Erforschung von Tumorerkrankungen entwickelt und in alle europäischen Sprachen übersetzt, sodass eine interkulturelle Vergleichbarkeit möglich ist. Er kann von den Patienten in ca. 20 Minuten ausgefüllt und durch diagnosebezogene oder behandlungsspezifische Zusatzbögen ergänzt werden. Dadurch können bei verschiedenen Krebserkrankungen die krankheits- und behandlungsbezogenen Besonderheiten für die Lebensqualität berücksichtigt werden.[125]

Tabelle 10: Karnofsky-Index (vgl. Röttger 2003, S. 36).

%	Aktivität
100	Keine Beschwerden, keine Zeichen einer Krebserkrankung
90	Kaum oder geringe Symptome, leicht verminderte Aktivität und Belastbarkeit
80	Normale Aktivitäten nur mit Anstrengung möglich, deutlich verringerte Aktivität, deutliche Symptome
70	Selbstständige Versorgung, normale Arbeit oder Aktivität nicht möglich
60	Gelegentliche Hilfe nötig, selbstständig in den meisten Bereichen
50	Hilfe und medizinische und pflegerische Hilfe wird häufig in Anspruch genommen
40	Überwiegend bettlägerig, qualifizierte Hilfe erforderlich
30	Dauernd bettlägerig, Fachkraft zur Versorgung notwendig
20	Schwerkrank, intensive medizinische und supportive Maßnahmen erforderlich
10	Moribund, körperlicher Verfall rasch fortschreitend
0	Tod

---

[125] Vgl. Röttger 2003, S. 38

Der Karnofsky-Index ist wohl der am meisten verbreitete und wird in der Onkologie standardmäßig eingesetzt. Er wurde bereits 1948 von David A. Karnofsky entwickelt und dient der Erfassung klinisch relevanter Symptome, die die subjektiven Aspekte des Patienten nicht berücksichtigt, da die Einschätzung vom Arzt bzw. vom medizinischen Personal vorgenommen wird. Es handelt sich also um eine Fremdeinschätzung. Außerdem werden soziales, psychisches und spirituelles Wohlbefinden nicht berücksichtigt. Damit wird also keine ganzheitliche, allgemeine Lebensqualität gemessen. Die Skalierung erfolgt über eine Prozentzahl in 10-er Schritten von 100 % (keine Einschränkungen) bis 0 % (Tod).

Welche Ergebnisse oder Verbesserungen lassen sich nun mit der Erfassung von Lebensqualität für den Patienten erreichen? Röttger meint dazu: »… eine zeitgemäße Medizin sollte sich dahingehend verstehen, die Lebensqualität als eigenständiges, sogar vorrangiges Therapieziel zu sehen. Dieses Ziel kann aber vielleicht nicht mit medizinischen Maßnahmen allein erreicht werden, sondern bedarf sozialer und psychologischer Hilfen, deren Wirksamkeit im Hinblick auf die Verbesserung der Lebensqualität heute kaum noch bestritten wird.«[126]

So bestimmen verschiedene Variablen die Lebensqualität der Betroffenen:
- Die erhaltenen physischen Möglichkeiten und deren Bedeutung für den Patienten
- Die Krankheitssymptome und Beschwerden
- Die Nebenwirkungen der Therapie
- Das emotionale Befinden
- Die Krankheitsverarbeitung und -bewältigung
- Die soziale Situation
- Materielle Lebensumstände
- Berufliche Möglichkeiten und Einschränkungen
- Empfinden von Freiheit und Unfreiheit
- Heute auch zunehmend ökologische Bedingungen der Umwelt
- Angst bzw. das Freisein von Angst.«[127]

Auch die »Prognose Hoffnung« gehört für viele Patienten zur Lebensqualität dazu, auch wenn sich die (Lebens-)Perspektive verändert. Mit dem Begriff Lebensqualität und deren Einschätzung bzw. deren Beurteilung (besonders, wenn es nicht um die eigene geht) sollten Pflegekräfte und Angehörige also sehr differenziert und vorsichtig umgehen. Wer kann schon für sich behaupten, Lebensqualität für jemand anderen zu definieren, zumal sich die Bewertung, wie auch das Leben selbst, mit der Zeit verändert.

[126] Röttger 2003, S. 41
[127] Aulbert 1998

8 PALLIATIVE CARE

Krebs ist eine Erkrankung, bei der nicht immer eine Heilung möglich ist, sodass der Patient nicht mehr »kurativ« behandelt werden kann. Man sprach früher von der »Drei-Säulen-Medizin« – Prävention, Kuration und Rehabilitation. Seit geraumer Zeit ist eine vierte Säule dazugekommen, die Palliation.

»Palliative Care« setzt sich aus dem lateinischen »pallium« für Mantel, Umhang und dem englischen Wort »care«: Sorge, Obhut, Pflege zusammen[128].

Definition

»Palliative Care bedeutet die aktive und umfassende Behandlung, Pflege und Begleitung von Patienten ab dem Zeitpunkt, da ihre Erkrankung nicht mehr auf eine kurative (heilungsorientierte) Behandlung anspricht. Schmerzbehandlung und die Beherrschung weiterer Begleitsymptome sowie die Linderung psychischer, sozialer und spiritueller Probleme gewinnen eine überragende Bedeutung.«[129]

»In der Palliativversorgung steht die Ganzheitlichkeit im Vordergrund. Das bedeutet, dass nicht die Erkrankungen allein betrachtet werden, sondern der ganze Mensch, mit seiner Seele, seinem Denken und Glauben und mit seiner sozialen Identität.«[130]

Palliative Care ist weniger ein spezielles Pflegekonzept, als vielmehr eine Haltung. Der Begriff »Care« verdeutlicht auch die eigentliche Grundhaltung der Pflegekräfte. Er wird auch in anderen Bezügen benutzt und deshalb im Kapitel 9 und 10.2 noch einmal von Bedeutung sein.

»Das englische ›Care‹ hat eine Fülle an Bedeutung, die von Zuwendung und Anteilnahme über Versorgung bis zur Mitmenschlichkeit und Verantwortung reichen. Care ist eine Praxis der Achtsamkeit und Bezogenheit, die Selbstsorge und kleine Gesten der Aufmerksamkeit ebenso umfasst wie pflegende und versorgende menschliche Interaktionen sowie kollektive Aktivitäten.«[131]

---

[128] Warnken 2007, S. 26
[129] Stähli 2004, S. 19
[130] Becker-Ebel 2011, S. 11
[131] Conradi 2001, S. 13

In ihrer Dissertation beschreibt Conradi die Grundhaltung der Palliation bis hin zur Interdisziplinarität, also der kollektiven Aktivität des ganzen Teams, die in der Versorgung von Sterbenden so wichtig ist. Dabei geht es Conradi um eine »Ethik der Achtsamkeit«, die ebenfalls zur »Palliative Care« gehört, da die Wünsche und Bedürfnisse der Sterbenden und deren Würde über allem stehen.[132]

8.1   Der Abschied von der Kuration

Die Entscheidung, die Kuration, die keinen Erfolg mehr hat, in eine Palliation zu überführen, ist ein radikaler Einschnitt für den Patienten, seine Angehörigen – aber auch für das medizinische Team. Aus der Hoffnung, gesund zu werden oder zumindest noch eine längere Zeit zu leben, wird beim Patienten nun die Einsicht, dass der Tod, das Sterben, nahe ist. Auch hier muss letztlich zum zweiten Mal eine Diagnose mitgeteilt werden. Ebenso sensibel und womöglich noch klarer und gnädiger, als das bei der Erstdiagnose der Fall war. Auch die Pflegekräfte sind hier besonders gefordert. Sie müssen die Grenzen ihrer Profession akzeptieren, nicht mit Wut, nicht mit Verzweiflung, nicht mit Ablehnung, sondern im Einverständnis mit der Endlichkeit des menschlichen Lebens.

Die Perspektive ändert sich – aber es gibt eine! Es geht jetzt mehr denn je darum, die Lebensqualität zu erhalten, Schmerzen und andere leidvolle Symptome zu lindern, sich Zeit für den Patienten zu nehmen, ihn in seinem Prozess, den er nun durchlebt, zu begleiten und nach Möglichkeit zu unterstützen. Der Patient soll von der Pflege umgeben werden wie von einem warmen, schützenden Mantel (»Pallium« ist das lateinische Wort für »Mantel«). Der Patient soll »geschützt« von fachlicher, spiritueller und emotionaler Kompetenz seine letzten Lebenstage verbringen können.

Kritisch ist sicherlich nicht nur die Diagnose, sondern auch die Verlegung oder Entlassung des Patienten, der im klinischen Sinn »austherapiert« ist. Es geht nicht nur darum, evtl. eine Überleitung zu veranlassen. Es geht auch darum, dem Patienten und seinen Angehörigen den Übergang so leicht wie möglich zu machen. Nicht immer wird es ein Hospiz geben, in das der Patient kommen kann. Oft wird die Palliativpflege zu Hause geleistet oder auf der Station.

Keinesfalls darf dem Patienten (bei einer Verlegung) vermittelt werden, er werde jetzt »aufgegeben« oder »zum Sterben abgeschoben«. Doch genau das kann der Eindruck sein, wenn zwar von Palliativpflege gesprochen wird, das Wort aber weder dem Patienten noch seinen Angehörigen erklärt wurde. Leider neigen wir alle dazu, unseren

---

[132] Ebd.

beruflichen Fachjargon für allgemein geläufig zu halten. Deshalb muss das gesamte Team bei der Überleitung eines Patienten in eine Palliativpflege (ob ambulant oder stationär) den Verlauf gemeinsam abstimmen, koordinieren und letztlich auch gemeinsam verkraften.

Landläufig ist sicher nicht immer bekannt, worum es in der palliativen Versorgung geht. Verstehen Sie sich als Anwalt der Patienten, der ihn durch den Prozess vom Leben zum Sterben begleitet und alle Möglichkeiten einer »Praxis der Achtsamkeit« ausschöpft.

8.2   Von der Pflege Sterbender zur Palliative Care

Nicht jede Pflege eines Sterbenden ist eine Palliativpflege und nicht jede Station, auf der Menschen sterben, hat ein organisiertes und qualitativ hochwertiges Palliativteam. Umso wichtiger ist es, dass Pflegekräfte, die Krebspatienten unterstützen, sich mit den grundlegenden Bedingungen der Palliativpflege vertraut machen. Das ist nicht nur im Sinne eines Handwerkzeugs zu verstehen, sondern auch als Instrument der Selbstpflege. Je mehr Handlungsmöglichkeiten Pflegekräfte haben, desto sicherer werden sie in der Begegnung mit dem Sterbenden und auch in der Begegnung mit seinen Angehörigen. Becker-Ebel gibt in seinem Buch »Palliative Care in Pflegeeinrichtungen« einige grundlegende Empfehlungen, hier nur eine kleine Auswahl:

- Weiterbildung Palliativpflege besuchen und die Informationen an die Kollegen weitergeben
- Ein Projekt »Palliativpflege« organisieren (inkl. Auswahl der Mitarbeiter, Finanzierung, zeitlicher Umfang etc.)
- Ziele und Maßnahmen definieren und in kleinen Schritten verfolgen (nicht zu viel Leistung auf einmal verlangen)
- Maßnahmen überlegen und starten (z. B.: »In unserer Einrichtung soll niemand allein sterben«)
- Maßnahmen evaluieren
- Projekt weiterentwickeln

Natürlich ist solch ein Projekt immer nur ein Teilziel. Wichtig ist, dass Pflegekräfte und das gesamte medizinische Team die Pflege Sterbender langsam in eine Palliativpflege überführen (können). Das hat mit der Wertschätzung des einzelnen Patienten zu tun, aber auch mit der Wertschätzung des medizinischen Teams.

8.3 Die Bedeutung der Interdisziplinarität

Eine Palliativpflege kann nicht nur von Pflegekräften, Ärzten und Angehörigen geleistet werden. »Um eine interdisziplinäre Arbeitsweise in der Palliativversorgung umzusetzen, sind multiprofessionelle Teams nötig, zu denen speziell geschulte Ärzte, Pflegefachkräfte, Sozialpädagogen, Psychologen, Therapeuten und Seelsorger gehören, die bei der Behandlung des Patienten kooperieren.«[133] So schön es klingt: Die Federführung dieses Teams haben vor allem die Pflegekräfte. Sie sind näher beim Patienten als alle anderen. Sie kennen den Patienten intensiver als alle anderen und bestenfalls erkennen sie auch – eher als alle anderen – was der Mensch braucht.

Bei der Palliativpflege müssen die Rollen also klar sein. Hat man sich darauf verständigt, dass die Pflegekräfte führen, so müssen sich alle anderen Vertreter unterordnen. Insofern ist gerade die Arbeit im Team oft eine Herausforderung. Nicht jeder Hausarzt oder Facharzt kann so einfach darauf umschalten, dass nicht er das Sagen hat, sondern eine Pflegefachkraft.

Entscheidungen im Team müssen gesucht werden. Das heißt auch, dass das Team miteinander reden können muss. Neben der Fachkompetenz müssen auch persönliche Kompetenzen, Führungsstile, Teamentwicklung etc. geübt und immer wieder weiterentwickelt werden. Fallbesprechungen sind essenziell (siehe Kapitel 9), ebenso wie Weiterbildungen, damit die Aspekte der Palliativpflege auch wirklich umgesetzt werden können:

- »Pflege systematisch erfassen
- konkret, situativ und erfahrungsorientiert handeln
- interdisziplinär handeln«[134]

Von großer Wichtigkeit ist es auch, die Angehörigen in die Palliativpflege einzubinden. Das kann einerseits dadurch geschehen, dass sie – zumindest gelegentlich – an den Sitzungen des Teams teilnehmen, andererseits aber auch dadurch, dass ihnen kleine pflegerischen Handreichungen gezeigt werden (Mundpflege etc.), die sie selbst durchführen können. So entsteht in den letzten Tagen des Lebens oft eine Nähe, die den Abschied letztlich leichter macht.

Die Angehörigen sollten ganz konkret erfahren, dass sie teilnehmen dürfen, dass sie Teil der Pflege sind und dass sie mit ihren Gefühlen und Gedanken nicht allein sind.

---

[133] Werner 2010
[134] Ebd., S. 343

9 »ZWISCHEN BETROFFENHEIT UND PROFESSION« – SELF CARE

»Kreatives Pendeln zwischen Empathie und Distanz« nennt Wolfgang Wesiack, emeritierter Vorstand des Instituts für medizinische Psychologie an der Universität Innsbruck, den Spagat, den Pflegekräfte tagtäglich machen, um da zu sein und dabei nicht zu zerbrechen.

»Empathie soll uns befähigen, die feinen Unterschiede zwischen uns zu entdecken, sie zu verstehen – und zu tolerieren. Empathie ist ein kompliziertes Wechselspiel zwischen Anteilnahme und Mitfühlung einerseits und Unabhängigkeit und Distanz andererseits – eine Balance zwischen Engagement und objektiver Beobachterrolle: selbst in intimsten Beziehungen zu wissen, wo das ›Ich‹ aufhört und das ›Du‹ beginnt. Um einfühlsam zu sein, müssen wir nicht Teil der Geschichte des anderen sein.«[135]

Und das ist genau der Punkt – nicht ein Teil der (Kranken-)Geschichte des Patienten zu werden, sondern auch Verantwortung für sich selber tragen. Der Begriff Self Care wird übersetzt mit Eigenpflege, Selbstpflege, Selbstsorge oder Selbstfürsorge. Der Begriff »Care« deutet wie bei Palliative Care (und Spiritual Care) wieder auf Achtsamkeit hin – diesmal für sich selber.

Aus der Pflegewissenschaft ist das »Selbstpflegedefizit« nach Dorothea Orem bekannt, die mit dieser Bedürfnis-/Pflegetheorie erklärt, was Pflege tut. Unabhängig von der ursprünglichen Intention von Orem, dass dies Modell für Patienten gültig ist, kann es auch für die Pflegekräfte und ihre Selbstpflege gelten.

Übertragen auf Pflegekräfte in belastenden Situationen, ist es die Fähigkeit, für sich selber zu sorgen (physisch, emotional, sozial, psychisch und spirituell). Die eigenen Grenzen zu erkennen, fällt Ihnen sicher nicht immer leicht, da der eigene Anspruch sehr hoch ist. Sind diese Grenzen verschoben, kann es zu vielfältigen Störungen im beruflichen und sozialen Bereich kommen. Eine häufige »Berufskrankheit« ist das »Burn-out-Syndrom«. In den helfenden und sozialen Berufen ist diese Erkrankung zunehmend häufig, eben weil Pflegekräfte über ihre Grenzen gehen und ihre Selbstpflege vernachlässigen und ihren eigenen Bedürfnissen nicht mehr gerecht werden.

---

[135] Ernst 2010, S. 21

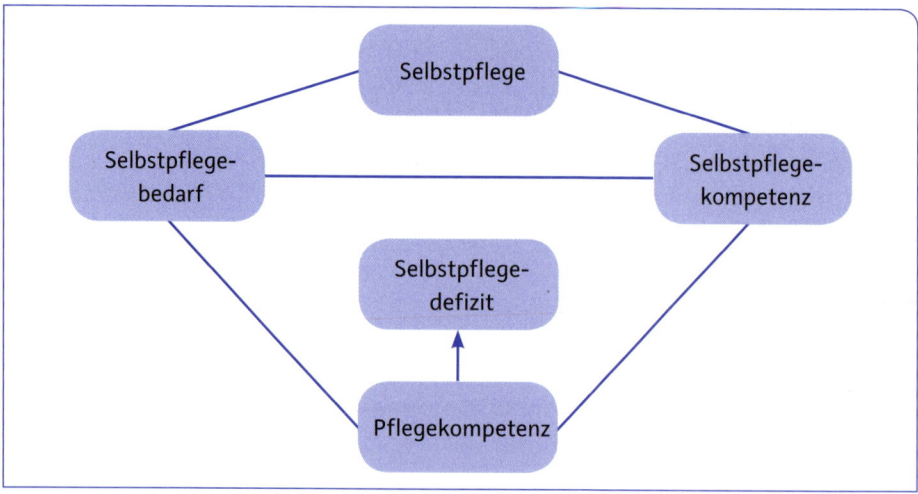

Abb. 10: Selbstpflegedefizit.

Der Amerikaner Abraham Maslow veröffentlichte 1943 seine »Bedürfnispyramide«, die ein Modell zur Beschreibung von Motivation darstellt. Ursprünglich bestand sie aus fünf Hierarchien. 1970 wurde sie um die sechste Ebene, Transzendenz, erweitert. Man könnte in Kontext dieses Buches auch von der spirituellen Ebene sprechen. Die Bedürfnispyramide wird in der Managementlehre, der Personalentwicklung, der Psychologie und der Soziologie als Modell genutzt. Übertragen auf die Situation der Pflegekräfte müssen die Professionen ihren eigenen Bedürfnissen in ausreichendem Maße Rechnung tragen, um achtsam mit den eigenen Ressourcen umzugehen.

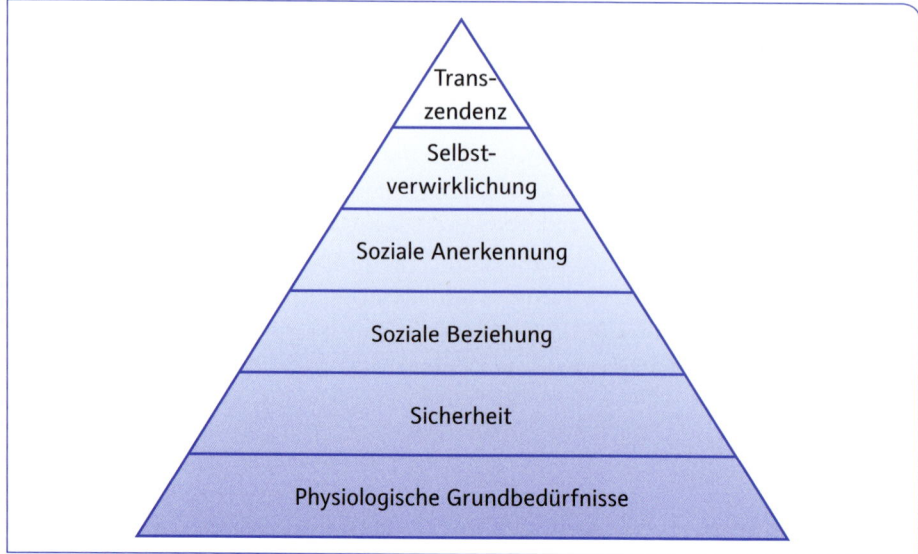

Abb. 11: Maslow'sche Bedürfnispyramide.

Bei der Betrachtung der einzelnen Hirachien (beginnend mit der untersten) fallen diverse Bezüge zu den schweren Situationen in der Pflege auf.

Physiologische Grundbedürfnisse

Atmung, Essen, Trinken, Wärme, Schlaf und Sexualität.
In einer stressigen Schicht vergessen Sie häufig Ihre Primärbedürfe und gönnen sich nicht mal die Zeit, etwas zu trinken oder gar Frühstückspause zu machen.

Sicherheit

Wohnung, festes Einkommen, Regeln, Moral und Ordnung.
Es ist im normalen Stationsalltag manchmal schwierig, sich mit Entscheidungen zu arrangieren, die den eigenen Moralvorstellungen widersprechen.

Soziale Beziehung

Freundeskreis, Partnerschaft, Liebe.
Wie schwierig es ist, Schichtdienst, Familie und Freunde zusammen zu bringen, ist bekannt und häufig ein sehr konfliktträchtiges Thema.

Soziale Anerkennung

Status, Wohlstand, Karriere.
Pflegeberufe genießen kein sehr hohes Ansehen, Reichtümer verdient man in der Pflege sicher nicht und Karriere zu machen wird berufspolitisch immer wieder neu diskutiert, besonders unter dem Aspekt der Akademisierung.

Selbstverwirklichung

Individualität, Selbstenfaltung.
Der Pflegealltag ist geprägt von Teamarbeit, Interdisziplinarität, Netzwerken und Kooperationsbereitschaft. Da bleibt nicht immer viel Platz für Individualität.

Transzendenz

Suchen und Erleben von etwas, das über das eigene Leben hinausgeht.
In der Begegnung mit Sterben und Tod stellt sich zwangsläufig die Frage nach Sinn, Gerechtigkeit, Spiritualität.

Bei der genauen Betrachtung der Motivations- bzw Bedürfnispyramide zeigt sich, dass der Pflegealltag damit nur selten in Einklang zu bringen ist, obwohl die Berufsgruppe der Pflegekräfte die größte und aktivste im Krankenhaus ist. Bei dieser Disharmonie ist es umso wichtiger, dass Sie gut für sich selbst sorgen. Ihre Gefühle als Pflegekraft sollen nun noch einmal genauere Beachtung finden.

Die häufigsten (negativen) Gefühle sind analog zu den Emotionen der Patienten:

- Schuld
- Scham
- Ekel
- Angst
- Ärger und Wut
- Trauer
- Freude
- Hoffnung

Die Asymmetrie zwischen positiv und negativ erlebten Gefühlen (zwei positive Gefühle – Freude und Hoffnung –, aber sieben negative Gefühle) wird auf den ersten Blick deutlich. Stähli schlägt einige grundsätzliche Schritte vor[136]:

- Offene und sensible Kontrolle der eigenen Gefühle und deren Kontrolle in unmittelbaren Situationen, aber auch mit Abstand dazu
- Situationsanalyse, Bennenen und Differenzieren der Emotionen
- Reflexion aktueller und lebensgeschichtlicher Emotionen
- Auf dem Hintergrund der entstehenden Bedürfnisse Entlastung und/oder Unterstützung suchen, achtsam mit sich sein, eigene »Quellen« suchen
- Bewuste Bejahung des eigenen Erlebens[137]

Sich selber zu erlauben, all diese Gefühle zu haben, darauf zu achten, wie es sich anfühlt, ist der erste Schritt, wenn Sie Self Care aktiv für sich umsetzen. Tun Sie dies erst einmal für sich selber. Ehrlich gesagt, Sie werden viel zu tun haben. Hier nur einige Schlagworte aus einem Buch, das Ruth Mamerow[138] über die Selbstpflege schrieb:

- Leitung verantwortungsbewusst gestalten
- Gruppendynamik und Arbeitsklima gestalten
- Krisenpläne für Ausfallzeiten erstellen
- Supervision und Fortbildung ermöglichen
- Netzwerke und Teilzeitarbeit fördern
- Wertschätzung erfahren und selbst ausdrücken
- Mit Stress und Zeitknappheit angemessen umgehen
- Selbstwertgefühl stärken
- Aufmerksamkeit für die eigenen Bedürfnisse entwickeln
- Körper und Seele in Balance bringen
- Unterstützung besorgen
- Ruhe und Spaß pflegen
- Entspannung und Pausen pflegen

---

[136] Spezielle Selbsthilfe- bzw. Selbstsorgemöglichkeiten werden in Verlauf noch detaillierter vorgestellt.
[137] Vgl. Stähli 2004, S. 29
[138] Mamerow 2002

- Auszeiten und Urlaube organisieren
- Ruhig kommunizieren, Zuhören lernen
- Konflikte lösen, Gewalterfahrungen vorbeugen
- Aktivierende Pflege lernen

Tatsächlich werden Sie einige Punkte sicherlich rascher umsetzen können. Entspannung und Pausen pflegen, Ruhe und Spaß – das ist noch einigermaßen rasch umzusetzen. Für andere Handlungen werden Sie Hilfe brauchen: durch Seminare, durch Bücher und dergl. mehr.

»Nutzen Sie die Aromatherapie zur Entspannung

Ätherische Öle werden bereits seit über 6000 Jahren auf unterschiedlichste Weise eingesetzt, um die körperliche, geistige und seelische Gesundheit zu fördern.

Fit durch Zitrone

Zitronenöl gilt als wirksamstes ätherisches Öl, um den Geist anzuregen und die Konzentration zu steigern.

Die Mischung machts. Warmes Wasser, einige Tropfen Zitronenöl und ein paar Scheiben Zitrone in eine Schüssel geben. Tauchen Sie einen Waschlappen gut ein und reiben Sie Ihren Körper ab. Beginnen Sie dabei an den Füßen und reiben Sie immer in Herzrichtung Ihren ganzen Körper ab, damit Ihr Kreislauf in Schwung kommt.«[139]

Für das gesamte Team gibt es andere Angebote, die eher auf Gruppen ausgerichtet sind. Manche Emotionen müssen Sie sich selber erst eingestehen und bearbeiten, bevor Sie damit ins Team gehen. Dann kann es eine Entlastung sein, zu erfahren, dass die Kollegen ähnliche Gefühle haben. Voraussetzung ist allerdings, dass Ihr Team nicht nur eine Gruppe von Menschen ist, die zufällig miteinander arbeiten, sondern tatsächlich ein Team, also »eine kleine Gruppe von Personen, deren Fähigkeiten einander ergänzen und die sich für eine gemeinsame Sache, gemeinsame Leistungsziele und einen gemeinsamen Arbeitseinsatz engagieren und gegenseitig zur Verantwortung ziehen«[140]. Allerdings entstehen Teams nicht von selbst. Sie haben Entwicklungsphasen, Krisensituationen, unterschiedlichste Charaktere und Beziehungen. Sollten Sie also das Gefühl haben, Ihr Team sei eher ein »bunter Haufen«, in dem jeder macht, was er will, dann besteht hier Handlungsbedarf. Wenn Sie Führungskraft sind, sollten Sie sich überlegen, ob Sie nicht einen Coach engagieren, der Ihrem Team weiterhilft.

---

139 Masemann & Messer 2009, S. 60
140 Katzenbach & Smith 2003, S. 70

9.1   Hilfe zur Selbsthilfe

Bei »helfenden« Berufen folgen die Akteure häufig einem Impuls, der zu einem wichtigen Bestandteil des Lebens wird. Die Neurobiologie ist sich noch nicht einig, ob dieses Helfen-Wollen nicht doch eher egoistische Hintergründe hat. Die Begriffe »Helfersyndrom« und »Hilflose Helfer« werden dann bemüht, wenn nach Gründen gesucht wird, warum Menschen einen emotional so anspruchsvollen Beruf auswählen.

Im funktionierenden (interdisziplinären) Team gibt es viele Möglichkeiten sich auszutauschen, wenn Sie mit einer Patientengeschichte konfrontiert werden. Die Übergaben sind ein Teil einer weitgehend strukturierten Gesprächsform und durch bestimmte Formulierungen fallen (nicht bewältigte) Emotionen auf. Der Dialog mit Kollegen ist wichtig und unersetzlich.

»Eigene Reaktionen und Emotionen des Gegenübers können benannt werden (z. B.: »Heute hatte ich Angst, in das Zimmer von Herrn X zu gehen, es riecht dort schon nach Tod«). Gefühlsäußerungen setzen Mut und Vertrauen voraus. Probleme müssen benannt werden können. Hilfreich ist es, eine beispielhafte Situation zu schildern (ohne in erzählendes Geplauder zu geraten) und gemeinsam Lösungsansätze und Zielabstimmungen zu formulieren.«[141]

Wenn das nicht mehr ausreicht, gibt es die Möglichkeit, Gesprächs- und Bearbeitungsformen zu wählen, die professionell moderiert werden. Es ist Aufgabe der Führungsverantwortlichen, zu erkennen, wann dieser Schritt für das Team notwendig ist. Es ist aber auch Ihre Aufgabe als Teammitglied, Mängel zu erkennen und zu benennen.

9.1.1   Ethische Fallbesprechungen

Eine mögliche Form der Beratung und Bearbeitung von schwerwiegenden Verläufen und Entscheidungen sind ethische Fallbesprechungen, die im interdisziplinären Team, evtl. mit den Angehörigen und/oder dem Patienten in einer strukturierten, meist moderierten Form ablaufen.

Je nach Situation sind diese Fallbesprechungen »prospektiv«, d. h. vorausschauend – in Bezug auf die zu treffende aktuelle Entscheidung – oder »retrospektiv«, also nach einem abgeschlossenen Fall. Bei der prospektiven Fallbesprechung geht es bspw. um einen aktuell zu entscheidenden Prozess, z. B. das Anlegen einer PEG oder einen Therapieabbruch. Hier wird gemeinsam mit allen Betroffenen nach einer bestimmten Struktur die Situation des Patienten erörtert, um nach ethischen Prinzipien und

---

141 Warnken 2007, S. 47

Grundsätzen zu einer Entscheidung zu gelangen. Grundlegend muss Folgendes beachtet werden:

- Autonomie
- Nicht-Schaden (Non-Malefizienz)
- Nutzen (Benefizienz)
- Gerechtigkeit[142]

Etwas anders und praktikabler formuliert:

- Autonomie und Selbstbestimmung des Patienten achten
- Dem Patienten nicht schaden
- Dem Patienten Gutes tun
- Gerecht sein

Bei der retrospektiven Fallbesprechung wird der Fall rückblickend nach denselben Grundsätzen und Prinzipien betrachtet, allerdings mit dem Ziel, den Fall aufzuarbeiten und daraus zu lernen bzw. Rückschlüsse für andere Fälle zu ziehen. »Je komplexer eine Situation ist, je mehr Personen mit betroffen sind und/oder je schwerwiegender die möglichen Folgen eines Problems erscheinen, desto eher sollte eine gemeinsame Beratung aller Betroffenen erfolgen und desto höher sollte der Strukturierungsgrad der eingesetzten Hilfsmittel zur ethischen Beurteilung sein.«[143]

Es gibt verschiedene Modelle und Methoden, mit denen man eine Struktur in eine Fallbesprechung bringen kann. In ihren Grundzügen unterscheiden sie sich nur wenig. Hier sei nur eine, in der Pflege relativ häufig genutzte Methode genannt: die Nimwegener Methode von Steinkamp & Gordijn:

1. Problem – Wie lautet das ethische Problem?
2. Fakten – medizinische Gesichtspunkte, pflegerische Gesichtspunkte, weltanschauliche und soziale Dimensionen, organisatorische Dimensionen
3. Bewertung – Wohlbefinden des Patienten, Autonomie des Patienten, Verantwortlichkeit von Ärzten, Pflegenden und Betreuenden
4. Beschlussfassung – wie kann man die Entscheidung und Auswertung zusammenfassen«[144]

Hier sind die vier oben genannten ethischen Prinzipien Grundlage aller Punkte und Fragestellungen. Bei vielen anderen Methoden ist das ebenfalls der Fall, oft wird aber der Fall verstärkt aus der ärztlichen Perspektive betrachtet (z. B. Bochumer Arbeitsbogen).

---

[142] Beauchamp & Childress 2001
[143] Lay 2004, S. 165
[144] Vgl. Steinkamp & Gordijn 2005, S. 221–224

Eine Art Supervision

Wichtig ist die Beteiligung der Angehörigen (falls gewünscht) oder des Patienten, damit sein (mutmaßlicher) Wille Berücksichtigung findet (Autonomie). Eine ethische Fallbesprechung hat häufig auch einen supervisorischen Charakter für das Team, da sehr reflektiert Probleme und Situationen beleuchtet werden.

9.1.2 Kollegiale Beratung

Eine weitere gute Möglichkeit, wie Menschen aus ähnlichen Arbeitsfeldern sich gegenseitig bei beruflichen Problemen beraten können, ist die kollegiale Beratung. Sie »ist ein strukturiertes Beratungsgespräch in einer Gruppe, in dem ein Teilnehmer von den übrigen Teilnehmern nach einem feststehenden Ablauf mit verteilten Rollen beraten wird mit dem Ziel, Lösungen für eine konkrete berufliche Schlüsselfrage zu entwickeln. Die Kollegiale Beratung erhält ihren besonderen Charakter durch mehrere Kennzeichen: die Arbeit in der Gruppe, die Selbststeuerung ohne Externen, den festen Ablauf, die Transparenz der Methodik, die Arbeits- und Rollenverteilung der beteiligten, die aktive Beteiligung der Teilnehmer und die Fokussierung auf berufliche und arbeitsbezogene Themen.«[145]

Die Ziele einer Kollegialen Beratung:
1. Praxisberatung für konkrete Praxisprobleme
2. Reflexion der beruflichen Tätigkeit und der eigenen Berufsrolle
3. Individuelle Qualifizierung durch praktische Beratungskompetenzen

Der praktische Nutzen ergibt sich also aus den eigenen Bezügen der Gruppe und ist damit sehr lebensnah bzw. berufsnah. Kollegiale Beratung braucht:
- Vertrauen
- Vertraulichkeit
- Wertschätzung
- Das Bemühen um Beratung und Unterstützung anderer
- Die Bereitschaft, sich selber beraten zu lassen

Das ist sicher nicht in jedem Team möglich oder nicht mit allen Teammitgliedern. Sinnvoll ist es, dieses Angebot für die Pflegekräfte dann zu machen, wenn es gewünscht wird. Die Teilnahme sollte grundsätzlich freiwillig sein.

---

[145] Tietze 2008, S. 11

Ein relativ häufiges Modell in 9 Schritten/Variante 2 plus nach Roscher & Neubauer sieht folgenden Ablauf vor:

1. Casting: Klärung, wer den Fall einbringen oder für sich selbst etwas klären möchte
2. Einigung, wer die ratsuchende Person ist und wer die Moderation übernimmt
3. Falldarstellung: (ca. 10 Min.) durch die ratsuchende Person
4. Rückfragen zur Falldarstellung (ca. 5 Min.): Verständnisfragen, präzisierende Nachfragen, keine W-Fragen, um Rechtfertigungsdruck zu vermeiden. »Ich habe dich bisher so verstanden …« (ca. 10 Min.). Jeder formuliert, was bisher verstanden wurde, was die ratsuchende Person empfindet und worum es ihr im wesentlichen geht. Die ratsuchende Person antwortet kurz auf jede Äußerung des Beraters und ergänzt, bestätigt oder korrigiert.
5. Beratung: (ca.15 Min.) nach bestimmter abgesprochener Methode, Ratsuchender hört nur zu
6. Reaktion: (ca. 5 Min.) Worauf springt der Ratsuchende an? Was ärgert, freut, überrascht mich?
7. Kollegiales Gespräch: (ca. 15 Min.) Fachinformationen möglich, unterschiedliche Erklärung-, Lösungs-, Handlungsmöglichkeiten werden durchgesprochen.
8. Folgerungen: (ca. 5 Min.) Was beschäftigt mich jetzt? Hat sich meine Fragestellung verändert? Was nehme ich mir als nächsten Schritt vor?
9. Feedback: (ca. 5 Min.): »Ich habe die kollegiale Beratung heute erlebt … und das bedeutet für mich …«

Die gesamte Beratungssituation dauert nicht länger als max. 1,5 Stunden, wird vom Team selbst moderiert und erzeugt so keine zusätzlichen Kosten, was ja für die Budgetverantwortlichen von Relevanz ist. Auch die Wirksamkeit der Beratung ist für das Team und die Führungskraft wichtig und hängt von der Korrektheit und Überprüfbarkeit der vereinbarten Ziele ab.

Begegnung auf Augenhöhe

Diese Art der Selbsthilfe, um mit belastenden Situationen umzugehen, ist eine ausgezeichnete Möglichkeit, das Teamverständnis zu verbessern, da sich alle Beteiligten auf Augenhöhe begegnen.

Natürlich gibt es auch hier kein Patentrezept und für einige Teams eignen sich andere Methoden besser, z. B. mit einer (möglicherweise externen) Beratung.

9.1.3   Supervision

Die Begriffe Supervision oder Coaching werden häufig synonym verwandt. Supervision stammt aus dem psychosozialen Bereich und richtet sich an eine Gruppe. Führungskräfte, also einzelne Personen, lassen sich eher »coachen«. Inhaltlich sind die beiden Begriffe mittlerweile fast identisch.

> **Definition**
>
> Der Begriff Supervision leitet sich aus dem Lateinischen ab und bedeutet übertragen das »Überschauen« von arbeitsfeldbezogenen und aufgabenorientierten Rollen, Entwicklung von Personen und Organisationen.

Supervision kommt aus der amerikanischen Sozialarbeit und wurde zu Beginn der 1980er Jahre in Deutschland als »Einzelsupervision« eingesetzt. Das Ziel war es, dem Ratsuchenden einen reflektierten Blick auf seine Situation zu verschaffen und Fehler zu korrigieren oder vermeiden zu können. Die Supervision fokussiert einen sich selbst reflektierenden Ansatz, d.h. persönliche Aspekte wie Denken, Fühlen und Wollen werden aufeinander abgestimmt und sinnvoll in eigenständige Handlungen im beruflichen Umfeld eingefügt. Die Hauptfrage zur Situationsanalyse ist: »Was ist passiert und was macht das mit mir?«

Eine Supervision ist dann für ein Team hilfreich, wenn sie freiwillig ist, gewollt wird und ein (meist externer) Supervisor gefunden wurde, der sich im Krankenhaussetting auskennt und für die komplexe Aufgabenstellung speziell ausgebildet ist. Er sollte über

- Feldkompetenz,
- Organisationskompetenz,
- Beratungskompetenz,
- Subjektkompetenz

verfügen. Idealerweise ist er in einem Berufs- oder Dachverband organisiert.

In den Sitzungen wird gegenwartsorientiert gearbeitet. Persönliche Eigenschaften werden berücksichtigt, Entscheidungen und Prozesse werden begleitet. Besonders wichtig für die Teamarbeit ist, dass zwischenmenschliche Beziehungen und die Arbeit daran im Vordergrund stehen. Eine Teamsupervision ist meistens ein längerfristiger Gesprächsprozess, der die »Klienten« in ca. 90-minütigen Sitzungen in vereinbarten Zeitabständen in ihrem Berufsumfeld begleitet.

Allen Möglichkeiten zur »Self Care« ist eines gemeinsam: Man kann sie nicht verordnen!

10 »ZEIT IST EIN KOSTBARES GUT« – SCHLUSSWORT

»Pfeilschnell ist das Jetzt verflogen«, dichtete einst Friedrich Schiller. Es ist wohl kein Phänomen unserer Zeit, nicht im Jetzt zu leben, sondern vielmehr in der Vergangenheit (wie war es, bevor ich erkrankt bin?) und in der Zukunft (wie werde ich mit meiner Erkrankung leben oder wie werde ich sterben?). Das Hier und Jetzt ist in vielen Situationen nicht in unserem Bewusstsein, da wir gedanklich schon einen Schritt weiter sind und die Gegenwart nicht (be-)achten.

Zeit ist für lebensbedrohlich Erkrankte aber plötzlich ein besonderes Gut. Uns wird bewusst, dass wir kaum etwas tun können, um Zeit zu gewinnen. Wir wünschen uns mehr Zeit, um Dinge zu erledigen oder nachzuholen, für die wir bisher keine Zeit hatten. Ein Paradox, das zu Verzweiflung, Wut und Angst führt – wir sind machtlos uns etwas zurückzuholen, was wir hatten, aber nicht gewürdigt haben. Zeit bekommen wir nur geschenkt – das wird uns sehr abrupt und unumkehrbar deutlich, wenn wir uns Gedanken darüber machen, dass wir vielleicht nicht mehr so viel Zeit haben …

10.1 Die eigene Endlichkeit und der Verlust der Unsterblichkeit

Der Athener Philosoph Platon (427–348 v. Chr.) stellte eine einfache Gleichung auf:
Zeit als Kreislauf = Ewigkeit
Die Zeit ist ein Abbild vom Ewigen.

Das heißt, nur als Kreislauf kann Zeit die Ewigkeit abbilden. Platon öffnet dem Ewigen ein Zeitfenster: In der Erfahrung des »Plötzlichen«, eines uns völlig überraschenden Augenblicks (z. B. eine Krebsdiagnose) schlägt der Stillstand in ein taumelndes Durcheinander um. Wir fallen aus der Zeit heraus.[146]

In meinen einleitenden Worten zu Beginn des Buches habe ich versucht, deutlich zu machen, dass das Karussell des Lebens, der Kreislauf des Ewigen, plötzlich und abrupt anhalten kann. Sie haben sicher oft erlebt, dass todkranke Patienten nicht mehr leben wollen, dass sie ihren Tod herbeigesehnt haben, »lebensmüde« waren. Diese Situation ist in Ihrem Beruf wohl die schwierigste. Was sollen Sie antworten – machen können/ dürfen Sie nichts. Aber, so sagt es Andreas Heller in einem seiner Buchtitel: »Wenn nichts mehr zu machen ist, ist noch viel zu tun«.

---

[146] Vgl. Schreiber 2010, S. 30

»Ob Tageszeit, Lebenszeit oder Epochenzeit: Die Zeit ist unser Schicksal. Sie beschert uns die aufregenden Aufbrüche und Anfänge, die schimmernden Wunder des Aufblühens; aber sie mutet uns auch die Abbrüche zu, das Verwelken, Erstarren, Verwesen, all diese Ermüdungs- und Verfallsprozesse, schließlich das dunkle Ende von allem: den Tod; am Ende der Tage gar das Aussterben der Gattung Mensch und das finale Feuer unseres von der Sonne verbrannten Planeten.«[147]

Sicher, sterben müssen wir alle mal (sagt schon der Volksmund) – aber **ich** doch nicht! Die schwerkranken Patienten sterben natürlich, das gehört zum Alltag im Krankenhaus. Aber die Täuschung, selber ein unendliches Leben zu haben, taucht nur dann auf, wenn wir selber akut bedroht sind.

Befragt man Menschen danach, was sie tun würden, wenn sie wüssten, dass sie nur noch ein Jahr zu leben haben, ist die übereinstimmende Antwort: »Noch einmal bewusst leben.« Das Bewusstsein für die Begrenzung der Zeit und des Lebens macht deutlich, dass der Tod das Leben verstärkt. Sie erleben, wie Patienten angesichts des nahenden Todes plötzlich kreativ werden, große Reisen machen, verrückte Dinge tun. Für Sie als Pflegekraft, die jeden Tag mit der Endlichkeit in Berührung kommt, kann es ein Geschenk sein, sich dadurch der eigenen Endlichkeit bewusst zu werden.

10.2   Spiritualität, Spiritual Care

Spiritualität ist nicht gleichbedeutend mit Religiosität. Sie zeigt sich in grundlegenden, tiefen Gefühlen, die identisch, aber unabhängig von den verschiedenen Religionen sind (Hoffnung, Ehrfurcht oder Freude, Naturverbundenheit usw.).

»Spiritualität leitet sich von dem lateinischen ›spiritus‹ ab. Dieses Nomen bedeutet ursprünglich ›Luft, Hauch‹, aber auch ›Atem, Atmen, Seele, Geist‹ sowie ›Begeisterung, Mut, Sinn‹. Das zugrundeliegende Verb lautet ›spiro‹ und bezeichnet nicht nur ›wehen, hauchen‹, sondern auch ›atmen, leben‹ sowie ›erfüllt und beseelt sein‹. Die Lateiner sahen Spiritualität in engem Zusammengang mit dem Atmen. Ebenso die biblische Tradition: ›Ruach‹, das hebräische Wort für Geist, steht für Atmen … Wind … und Begeisterung.«[148]

Diese Etymologie zeigt sehr deutlich, wie weitläufig und »groß« dieser Begriff ist. In Abgrenzung dazu werde ich weiter unten noch auf den Begriff »Spiritual Care« eingehen.

---

[147] Schreiber 2010, S. 28
[148] Bucher 2007, S. 22

»Von jeher sind Krankheit und Gesundheit religiöse Themen. Dazu gehört nicht nur die Frage nach dem Zusammenhang von Krankheit und Schuld bzw. Krankheit und Sünde, sondern auch die Frage nach der möglichen Verbindung von Heil und Heilung.«[149] »Für das Christentum liegt der enge Zusammenhang von Heilung und Glauben auf der Hand.«[150]

Die Fragen des Patienten nach der Schuld an der Erkrankung wurden schon erörtert. In der Krise stellen sich die Frage und die Suche nach dem Sinn – »Warum gerade ich?« Dort kann eine spirituelle Begleitung helfen, denn Sinnfragen und Spiritualität sind eng verbunden.

In einer Untersuchung an der LMU München (Ludwig-Maximilian Universität)[151] wurde dem Bedürfnis vieler Patienten Rechnung getragen, die spirituelle Bedürfnisse, Ressourcen und Schwierigkeiten mit den Ärzten und Pflegekräften besprechen wollten. Man erarbeitete schließlich sogar eine Methode zur klinischen Erfassung spiritueller Bedürfnisse und Ressourcen – **SPIR** genannt. In vier Schritten wird hier mit Standardfragen nach spirituellen Bedürfnissen und Ressourcen eine sogenannte »spirituelle Anamnese« erfasst. Wichtig ist, dass der Sprachgebrauch dem Patienten angepasst wird (z. B. die Benutzung des Begriffs spirituell oder religiös).

Spirituelle und Glaubens- und Überzeugungsfragen (z. B. In wen oder was setzen Sie Ihre Hoffnung? Woraus schöpfen Sie Kraft?)

Platz und Einfluss, den diese Überzeugungen im Leben des Patienten einnehmen (z. B. Sind die Überzeugungen, von denen Sie gesprochen haben, wichtig für Ihr Leben? Welchen Einfluss haben sie darauf, wie Sie mit sich selbst umgehen und in welchem Maß Sie mit Ihrer Gesundheit umgehen?)

Integration in eine spirituelle, religiöse, kirchliche Gemeinschaft oder Gruppe (z. B. Gehören Sie zu einer spirituellen oder religiösen Gemeinschaft? Bedeutet dies eine Unterstützung für Sie?)

Rolle des Arztes/der Pflegekraft und ihre Art, mit spirituellen Erwartungen und Problemen des Patienten umzugehen (z. B. Wer ist Ihr wichtigster Gesprächspartner in Bezug auf spirituelle Fragen? Welche Rolle sollten die Überzeugungen in der Behandlung spielen?)[152]

---

[149] Körtner 1998
[150] Körtner, in: Frick & Roser 2009, S. 30
[151] Dort lehren seit 2010 der Jesuit Eckhard Frick und der evangelische Pfarrer Traugott Roser als erste deutsche Professoren für »Spiritual Care« an einem neuen Lehrstuhl der medizinischen Fakultät!
[152] Vgl. Weber & Frick 2005, S. 108

Es wirken aber noch weitere Einflüsse auf den Patienten ein, wie ich in Abbildung 12 darstelle. Der Mehrdimensionalität der Einflüsse wird von der Medizin und der Pflege am Patienten Beachtung geschenkt.

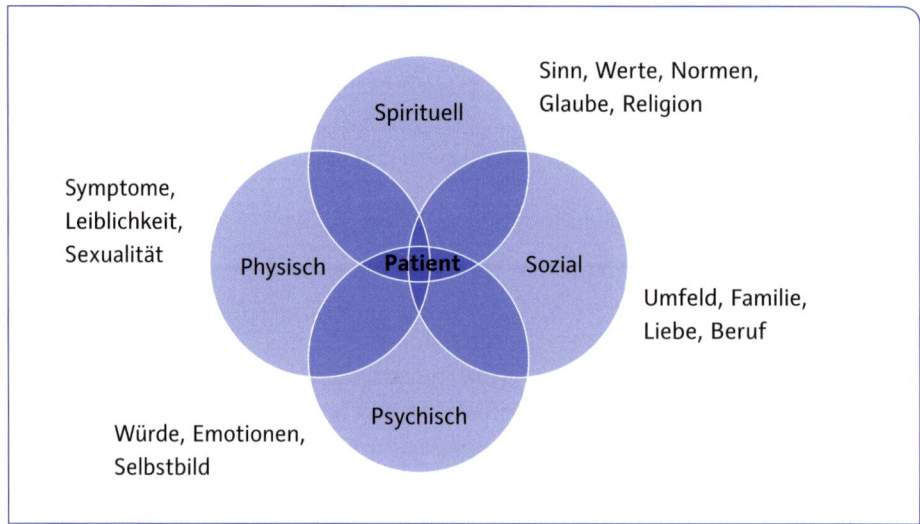

Abb. 12: Einflüsse auf den Patienten.

Wenn wir von verantwortlicher Spiritualität in der Medizin und Pflege sprechen, meinen wir nicht nur die Spiritualität des Patienten, sondern auch die Spiritualität der Menschen, die ihn begleiten. Dazu benennt Körtner folgende Elemente:

- »Professional attitudes: Mit welchem ›Geist‹ begleite ich Patienten und Angehörige? Empathie, Nächstenliebe, Fürsorglichkeit und Barmherzigkeit gehören zur Grundhaltung.
- Endlichkeit akzeptieren: die eigene Endlichkeit akzeptieren, aber auch die Endlichkeit der Heilkunst. So können Ärzte, Pflege und Patienten sich wechselseitig von übertriebenen Erwartungen entlasten und lernen mit dem Scheitern und dem Tod umzugehen.
- Medizin und Pflege – eine Kunst, keine Technik. Sie bedarf der Inspiration und Fügung.
- Ressource Vertrauen: Ohne sie können therapeutische und pflegerische Prozesse nicht gelingen. D.h. das Pflegepersonal benötigt Selbstvertrauen und Vertrauen in seine Fähigkeiten und in die ihnen zur Verfügung stehenden Mittel.
- Kommunikation: ›Geistesgaben‹ stiften und eröffnen Gespräche, es ist die Atmosphäre, die das Ich und Du ebenso verbindet wie auch abgrenzt und unterscheidet (Selfcare).

- Spiritualität als organisationstheoretisches Thema: der »Geist des Hauses«, oder anders ausgedrückt die Unternehmensphilosophie oder -kultur. Damit sind Abläufe, Strukturen, aber auch Architektur und Atmosphäre der Klinik oder Einrichtung gemeint.«[153]

Definition

Spiritualität ist auch die Beziehung zwischen Patienten, Pflegenden, Ärzten, Angehörigen und der Organisation.

Was ist nun aber Spiritual Care? Nur ein neues Wort, für das es im Deutschen noch keine Bezeichnung gibt? Das Wort »Care« bekommt in Verbindung mit Spiritualität noch einmal eine besondere Bedeutung. Wenn wir uns mit den Sinnfragen der Patienten (und uns selbst) beschäftigen, ist Spiritual Care »richtiger« als Spiritualität, mehrdimensionaler, weil es alle Menschen, die von einer Erkrankung »angehaucht« sind (siehe oben – lat. »spiro«), mit einbezieht.

Frick definiert so: »Spirituell« ist im Deutschen ebenso ein Fremdwort wie »Spiritualität«. Traugott Roser hat im ersten deutschsprachigem Buch über »Spiritual Care« auf die beiden Wurzeln des Wortes hingewiesen: auf das französische »spiritualité«, das stark durch die katholischen Ordens-Frömmigkeiten geprägt ist, und das englische »spirituality«, das »religion/religiosity« als Breitbandbegriff längst verdrängt hat. Auch das englische Wort »care« ist ausgesprochen inspirierend. Es umfasst Achtsamkeit, Bedacht und Pflege, Betreuung(-sangebot), Obhut, Fürsorge und Sorge, Sorgfalt, Umsicht, Wartung, Zuwendung. Das Adjektiv »caring« heißt fürsorglich, liebevoll, mitfühlend, sozial.

Im Unterschied zum »Curing«, das für die traditionellen (»Kurativen«) Behandlungsziele der Medizin steht, meint »Caring« eine ganzheitliche Sorge, die von verschiedenen Berufsgruppen wahrgenommen wird, z. B. durch Ärzte. Schwestern, Sozialarbeiter, Seelsorger, Psychotherapeuten, Hospizhelferinnen in Palliative Care.

Verbunden mit dem Adjektiv »spiritual« meint Care die Sorge für den anderen, die »vorausspringend«, nicht »einspringend« ist, also dem anderen Entwicklungsraum lässt, und zugleich Cara sui, Selbstsorge der Helfenden. Ähnlich wie Palliative Care ist auch Spiritual Care interdisziplinär: Alle an Spiritual Care Beteiligten haben eine gemeinsame Kompetenz, z. B. was das routinemäßige Erfassen spiritueller Bedürfnisse und Optionen in der Anamnese angeht.[154]

---

[153] Vgl. Körtner in: Frick & Roser 2009, S. 31 f.
[154] Frick, in Heller 2009, S. 69

11 AUSBLICK

Bei der Überschrift diese letzten Kapitels frage ich mich, wo ich genau hinblicken soll: Auf die Dinge, die noch kommen werden (wer weiß das schon?), oder was wir aus der Begleitung von Krebspatienten lernen können? Als ich vor nunmehr drei Jahren begann, dieses Buch zu schreiben, war ich mir gar nicht so sicher, ob ich es beenden würde. Ich war mir zu diesem Zeitpunkt meiner eigenen Endlichkeit überdeutlich bewusst. Ich versuche jeden Tag, mir dieses Bewusstsein zu erhalten – dann wird vieles leichter und manche Dinge sind plötzlich gar nicht mehr so schlimm oder wichtig, nervig oder stressig. Ich bin in vielen Dingen gelassener und dankbarer geworden. Das wünsche ich auch allen Lesern! Aber es muss jeder für sich entscheiden, welche Haltung er zum Leben (und Sterben) einnimmt.

Ich will nicht behaupten, dass meine Erkrankung etwas Gutes war. Trotzdem habe ich versucht, einen Sinn darin zu sehen und mit der Diagnose bewusst(er) zu leben. Kleine Dinge haben an Bedeutung gewonnen und meine Haltung gegenüber dem Reichtum, den eine Familie, Freunde und Begegnungen mit Menschen schenkt, hat sich deutlich verändert. Nichts ist selbstverständlich und alles ist ein Geschenk, auch wenn es ein »Geschenk« ist, das man eigentlich gar nicht will. Aus meinem »ungewollten Geschenk« ist nun dieses Buch entstanden, was der Diagnose wiederum einen Sinn gibt, nämlich Lebensmut zu geben für alle, die wir täglich mit schrecklichen Tragödien in unserem beruflichen und privaten Umfeld konfrontiert sind.

Ich wünsche Ihnen als professioneller Begleiter, Betroffener oder als Angehöriger, dass Sie die Sinnhaftigkeit zwischen Todesangst und Lebensmut finden.

Rotenburg, im Januar 2011   Corinna Kohröde-Warnken

LITERATURVERZEICHNIS

Abt-Zegelin, A., Schnell, M.W., Hrsg. (2006): Die Sprache der Pflege. Interdisziplinäre Beiträge aus Pflegewissenschaft, Medizin, Linguistik und Philosophie. Hannover.

Antonovsky, A. (1979): Health, Stress and coping. «The salutogenetic model of health» San Francisco: 182–197.

Antonovsky, A. (1993): Gesundheitsforschung versus Krankheitsforschung, in: Franke, A. & Broda, M. (1993): Psychosomatische Gesundheit. Tübingen.

Arndt, M. (2005): Pflege bei Sterbenden. Den Tod leben dürfen: Vom christlichen Anspruch der Krankenpflege. Hannover.

Auhagen, A.-E. (2008): Positive Psychologie. Anleitung zum besseren Leben. 2. Auflage. Weinheim.

Aulbert, E. (1998): Prinzipien der Symptomkontrolle in der Palliativmedizin. Zentralbl-Chir 123: 632–636.

Aulbert, E., Zech, D. (2000): Lehrbuch der Palliativmedizin. Stuttgart.

Baile, W. F. (2000): SPIKES – A six-step protocol for delivering bad news: Application to the patient with cancer. The oncologist 5: 302–311.

Bauer, J. (2006): Warum ich fühle, was Du fühlst. Intuitive Kommunikation und das Geheimnis der Siegelneuronen. München.

Beauchamp T. L., Childress, J. F. (2001): Principles of Biomedical Ethics. 5. Auflage. New York.

Becker, H. (1984): Die Bedeutung der subjektiven Krankheitstheorie des Patienten für die Arzt-Patientenbeziehung. In: Psychother. Psychosom. med. Psychol. 30.

Becker-Ebel, J. (Hrsg.) (2011): Palliative Care in Pflegeheimen. Hannover.

Beinfeld, H., Korngold, E. (2007): Traditionelle chinesische Medizin. Grundlagen – Typenlehre – Therapie. 3. Auflage. München.

Bergmann, A. (2004): Der entseelte Patient. Die moderne Medizin und der Tod. Berlin.

Beyer, S. (2008): Frauen im Sterben. Gender und Palliative Care. Freiburg.

Brady, M. J., Petermann, A. H., Fitchett, G., Mo, M., Cella, D. (1999): A case for including spirituality in quality of life measurement in oncology. Psycho-oncology 8: 417–428.

Brieskorn-Zinke, M. (1996): Gesundheitsförderung in der Pflege. Ein Lehr- und Lernbuch zur Gesundheit. Stuttgart.

Bucher, A. (2007): Psychologie der Spiritualität. Handbuch. Weinheim.

Bucher, A. (2009): Psychologie des Glücks. Ein Handbuch. Weinheim.

Bucka-Lassen, E. (2005): Das schwere Gespräch. Einschneidende Diagnosen menschlich vermitteln. Köln.

Bullinger, M. (1997): Gesundheitsbezogene Lebensqualität und subjektive Gesundheit. Psychother Psychosom 47: 76–91.

BZGA (1999): Leitbegriffe der Gesundheitsförderung: Glossar zu Konzepten, Strategien und Methoden in der Gesundheitsförderung. Reihe Blickpunkt Gesundheit. Schwabenheim.

Ciaramicoli, A., Ketcham, K. (2001): Der Empathie-Faktor. Mitgefühl, Toleranz, Verständnis. München.

Conrad, P. (1987): The Experience of Illness: Recent and New Directions. In: Roth J., Conrad P. (eds.) Research in the Sociology of Health Care. Vol. 6. Greenwich.

Conradi, E. (2001): Take Care. Grundlagen einer Ethik der Achtsamkeit. Frankfurt/Main.

Corbin, J. M., Strauss, A. L. (2004): Weiterleben lernen. Verlauf und Bewältigung chronischer Krankheit. Bern.

Corbin, J. M., Strauss, A. L. (1985): Issus Concerning Regimen Management in the Home. Aging and Society 5: 249–265.

Cramer, G., Furuholmen, D. (2010): Ich coache mich selbst. Hannover.

Dahlke, R. (Hrsg.) (2007): Das große Buch der ganzheitlichen Therapien. München.

Danzer, S., Klamke, B. (2007): Reden Sie mit mir – Ich bin Ihr Patient. Kleiner Kommunikationsratgeber für Pflegeberufe. Hannover.

Davy, J., Ellis, S. (2003): Palliativ pflegen. Sterbende verstehen, beraten und begleiten. Bern.

Deckert, B. (2007): All along the Watchtower: eine psychoimmunologische Studie zu den Zeugen Jehovas. Göttingen.

Deutsche Krebshilfe e.V. (2004): Teamwork. Krebspatienten und Ärzte als Partner. Die blauen Ratgeber. 43. Bonn.

Deutsche Krebshilfe e.V. (2006): Hilfen für Angehörige. Die blauen Ratgeber. 42. Bonn.

Deutsche Krebshilfe e.V. (2008). Strahlentherapie. Die blauen Ratgeber. 53. Bonn.

Diegelmann, C., Isermann, M. (2010): Ressourcenorientierte Psychoonkologie. Psyche und Körper ermutigen. Stuttgart.

Diegelmann; C. (2009): Trauma und Krise bewältigen. Psychotherapie mit TRUST (Techniken ressourcenorientierter und symbolhafter Traumabearbeitung). 2. Auflage. Stuttgart.

Dip – Deutsches Institut für angewandte Pflegeforschung e.V. (2007): Pflege-Thermometer 2007. Eine bundesweite repräsentative Befragung zur Situation und zum Leistungsspektrum des Pflegepersonals sowie zur Patientensicherheit im Krankenhaus. Köln.

Dörner, K. (2003): Der gute Arzt. Lehrbuch ärztlicher Grundhaltung. 2. Auflage. Stuttgart.

Downham, J. (2007): Bevor ich sterbe. München.

Eberwein, W.: Krebs und Hypnose. Die Simonton-Methode heute. http://www.werner-eberwein.de/medien/texte-mainmenu-68/41-krebs-und-hypnose-die-simonton-methode-heute.html [Zugriff am 16.12.2010]

Elzer, M., Sciborski, C. (2007): Kommunikative Kompetenzen in der Pflege. Theorie und Praxis der verbalen und nonverbalen Interaktion. Bern.

Ernst, H. (2010): Empathie: die Gefühle der anderen. Psychologie heute compact. Beltz 24, S. 18–21.

Faller, H. (1998): Krankheitsverarbeitung bei Krebskranken. Göttingen.

Fawzy, F. Psycosozialinterventios for patients with cancer: what works and what doesn't? Eur J. Cancer 1999; 35: 1559–64.

Fillipp, S. H. (1997): Geleitwort. In: Tesch-Römer C., Schwarz G (Hrsg.): Psychologie der Bewältigung. Weinheim.

Folkmann, S. (1997): Positive Psychological states and coping with severe stress. SocSciMed 45: 1207–21

Franz, H.-W. (2003): Kollegiale Fallberatung. State oft he Art und organisationale Praxis. Bergisch Gladbach.

Frick, E. (2009): Was ist Spiritual Care? In: B. und A. Heller (2009): Das Jahresheft. Praxis Palliative Care/demenz. Nr.1. Hannover.

Frick, E., Roser, T. (2009): Spiritualität und Medizin. Gemeinsame Sorge für den kranken Menschen. Stuttgart.

Gestrich, R. (2006): Gespräche mit Schwerkranken. Kissenbewältigung durch das Pflegepersonal. 3. Auflage. Stuttgart.

Goleman, D. (2001): Emotionale Intelligenz. München.

Gottschlich, M. (1998): Sprachloses Leid. Wege zu einer kommunikativen Medizin. Die heilsame Kraft des Wortes. Wien.

Greer, S. (1991): Psychological response to breast cancer and surival. Psychol Med 21: 43–9.

Grün, A. (2006): Der Anspruch des Schweigens. 11. Auflage. Münsterschwarzach.

Grün, A. (2006): Leben aus dem Tod. 7. Auflage. Münsterschwarzach.

Grün, A., Müller, W. (2005): Was macht Menschen krank, was macht sie gesund? Münsterschwarzach.

Hainbuch, F. (2007): Progressive Muskelentspannung. 5. Auflage. München

Hargens, J. (2009): Bitte nicht helfen! Es ist auch so schon schwer genug, (K)ein Selbsthilfebuch, 9. Auflage. Heidelberg.

Heller, A., Heimerl, K., Husebö, S. (Hrsg.) (2000): Wenn nichts mehr zu machen ist, ist noch viel zu tun. 2. Auflage. Freiburg im Breisgau.

Heller, B., Heller, A. (2009): Das Jahresheft. Praxis Palliative Care/demenz 1. Spiritualität und Spiritual Care. Hannover.

Herberger, S. (2003): Ganzheitlich beraten in der Pflege. Hannover.

Hexal-Ratgeber (1995): Angst. Angsterkrankungen. Behandlungsmöglichkeiten. Basel.

Hübner, J. (2009): Aloe, Ginko, Mistel & Co. Ergänzende Wirkstoffe in der Krebsbehandlung. Ein Ratgeber für Patienten und Angehörige. Stuttgart.

Hurrelmann, K. (2000): Gesundheitssoziologie. Eine Einführung in sozialwissenschaftliche Theorien von Krankheitsprävention und Gesundheitsförderung. Weinheim.

IGSL Hospiz e.V. Forum GesundheitsMedien GmbH (2008): Getroffen – Betroffen. Fragen über Fragen. Merching.

Irmey, G. (2007): Heilimpulse gegen Krebs. Stuttgart.

Irmey, G., Jordan, A.-L. (2001): 110 wirksame Behandlungsmöglichkeiten bei Krebs. Stuttgart.

Katzenbach, J. R., Smith, D. K. (2003): Teams. Frankfurt.

Kaufmann, M. (2000): CAWAC-Umfrage in Deutschland. Was Frauen mit Krebs erfahren, empfinden, wissen und vermissen. Dt Ärztebl 97: A 3191–3196 [Heft 47]

Kaufmann, M., Ernst, B. (2000): Was Frauen mit Krebs erfahren, empfinden, wissen und vermissen. In: Deutsches Ärzteblatt 97; 47: 3191–3196.

Knaths, M. (2007): Vom Krebs gebissen. München.

Körtner, U. (1998): Wie lange noch, wie lange? Über das Böse, Leid und Tod. Neukirchen-Vluyn.

Kränzle, S., Schmid, U., Seeger, C., (2006): Palliative Care. Handbuch für Pflege und Begleitung. Heidelberg.

Kübler-Ross, E. (1983): Interviews mit Sterbenden. 11. Auflage. Gütersloh.

Laireiter, A.-R. (1993): Begriffe und Methoden der Netzwerk- und Unterstützungsforschung. In: Laireiter A–R (Hrsg.): Soziales Netzwerk und soziale Unterstützung. Konzepte, Methoden und Befunde. Bern, S. 15–45.

Langewitz, W. (2002): Arzt-Patienten-Kommunikation, Mitteilen schlechter Nachrichten. In: Brähler, Strauss: Handlungsfelder in der psychosozialen Medizin.

Lay, R. (2004): Ethik in der Pflege. Ein Lehrbuch für die Aus-, Fort- und Weiterbildung. Hannover.

Lazarus R. S. (2005): Stress, Bewältigung und Emotionen: Entwicklung eines Modells. In: Rice VH (Hrsg.): Stress und Coping. Bern, S. 231–263.

Leischner, H. (2007): Basics Onkologie. München.

Lilie, U., Zwierlein, E. (2004): Handbuch Integrierte Sterbebegleitung. Gütersloh.

Loscalzo, M., Brintzenhofezoc, K. (1998): Brief crisis counseling. In: Holland JC (Ed) Psycho-oncologie. New York: 662–75.

Lugton, J. (1995): Kommunikation mit Sterbenden und ihren Angehörigen. Berlin/Wiesbaden.

Mamerow, R. (2002): Selbstpflege. Die Kunst, im Beruf gesund und zufrieden zu sein. München.

Masemann, M., Messer, B. (2009): 100 Tipps für die erfolgreiche Pflegekraft. Hannover.

Mayer, A.-K., Filipp, S. H. (2002): Krankheitsbewältigung. In: Schwarzer R., Jerusalem M., Weber H. (Hrsg.) Gesundheitspsychologie von A–Z. Ein Handbuch. Göttingen, S. 307–310.

Meller, S. (2008): Salutogenese durch Selbstverwirklichung. Eine integrative und ganzheitliche Perspektive für die Gesundheitspsychologie. Wissenschaftliche Beiträge aus dem Tectum Verlag. Band 9. Marburg.

Montanus, T.: www.memomed.de/images/stories/downloads/arzt-pat-kommun-sterbegl-handoutsyl/montanus.pdf Stand 27.12.2008.

Muthney F. A., Koch U., Stump S. (1990): Quality of life in oncology patients.Psychother Psychosom 54: 145–160.

Nordhouse, L. L. (1989): Social support in patients´ and husbands´ adjustment to breast cancer. 37: 91–5.

Oda, H. (2001): Spontanremission bei Krebserkrankungen aus der Sicht des Erlebenden. Weinheim.

Peseschkian, N. (1993): Psychosomatik und Positive Psychotherapie. Transkultureller und interdisziplinärer Ansatz an Beispielen von 440 Krankheitsbildern. Frankfurt.

Pettingale, K. W. (1984) Coping and Cancer prognosis. In: J. Psychosom Res 28: 363–4.

Petzold, H., Wulf, H. U. (2000): Integrative Therapie – Modelle und Konzepte für die Behandlung von Patienten mit posttraumatischer Belastungsstörung. In: van der Kolk, B. A., McFarlane, A. C., Weisgaerth, L: Traumatic Stress. Paderborn.

Picardie, R. (2007): Es wird mir fehlen, das Leben. Reinbeck.

Reuter, E. (2010): Leben trotz Krebs – Eine Farbe mehr. Interviews zu einem gelingenden Leben nach Krebs. Stuttgart.

Rexrodt von Fircks, A. (2007): … und flüstere mir vom Leben. Wie ich den Krebs überwand. 6. Auflage. Berlin.

Rosenberg, M. L. (1980): Patients: The Experience of Illness. Philadelphia.

Röttger, K. (2003): Psychosoziale Onkologie für Pflegende. Grundlagen – Modelle – Anregungen für die Praxis. Hannover.

Sambale, M. (2005): Empowerment statt Krankenversorgung. Hannover.

Sanders, L. (2009): Detektive in Weiß. München.

Schaeffer, D. (2009): Bewältigung chronischer Krankheit im Lebenslauf. Bern.

Schaffer-Suchomel, J., Krebs, K. (2007): Du bist, was du sagst. Was unsere Sprache über unsere Lebenseinstellung verrät. Heidelberg.

Schneide, J., Conrad, P. (1983): Having Epilepsy: The Experience and Control of Illness. Philadelphia.

Schreiber, M. (2008): Was von uns bleibt. Über die Unsterblichkeit der Seele. München.

Schreiber, M. (2010): Alles fließt. In: Der Spiegel – Wissen Nr.4. Mehr Zeit. Vom richtigen Umgang mit einem kostbaren Gut, S. 28–31.

Schuler, J. (1997): Krankheit, Heilung und Kultur. Skizzen aus der Ethnomedizin. Berlin.

Schulz von Thun, F. (1981): Miteinander reden 1. Störungen und Klärungen. Allgemeine Psychologie der Kommunikation. Reinbeck.

Schulz von Thun, F. (1989): Miteinander reden 2. Stile, Werte und Persönlichkeitsentwicklung. Differentielle Psychologie der Kommunikation. Reinbeck.

Schwarz, R. (1994): Die Krebspersönlichkeit. Mythos und klinische Realität. Stuttgart.

Siedentopf, F. (2010): Psychoonkologische Betreuung in der Gynäkologie. Berlin.

Siegel, B. (2007): Prognose Hoffnung. Liebe, Medizin und Wunder. 5. Auflage. Ulm.

Singer, C. (2007): Alles ist Leben. Letzte Fragmente einer langen Reise. München.

Spiegel, D. (2001) Mind matters. Coping and cancer progression. J Psychosom Res 50: 287–90.

Stähli, A. (2004): Umgang mit Emotionen in der Palliativpflege. Ein Leitfaden. Stuttgart.

Stein, A. (2005): Atlantis. CD. Sanfte Musik zum Entspannen und wohlfühlen. Iserlohn.

Steinkamp, N., Gordijn, B. (2005): Ethik in Klinik und Pflegeeinrichtung. Ein Arbeitsbuch. Neuwied.

Steinvorth, M. (2006): Die Krebsreise. Ein kleiner Reisebegleiter für krebskranke Menschen. Bonn.

Stern, Nr. 8, 14.02.2008: Was wäre wenn … wir nur noch ein Jahr zu leben hätten, S. 110.

Strauss, A. L. (1985). Work on the Division of Labor. Sociological Quarterly 26: 1–19.

Strickerschmidt, H. (2008): Hildegard von Bingen. Heilung an Leib und Seele. Gesundheit und Lebenskraft. Praktische Ratschläge zur positiven Lebensgestaltung. Leipzig.

Strickerschmidt, H. (2009): Hildegard von Bingen. Jahreskreis und Lebenskreis. Ein Ratgeber für Leib und Seele. Leipzig.

Student, J.-C., Napiwotzky, A. (2007): Palliative Care. Wahrnehmen – verstehen – schützen. Stuttgart.

Terzani, T. (2006): Noch eine Runde auf dem Karussell. Vom Leben und Sterben. 3. Auflage. Hamburg.

Terzani, T., Terzani, F. (Hrsg.) (2007): Das Ende ist mein Anfang. Ein Vater, ein Sohn und die große Reise des Lebens. 2. Auflage. München.

Tietze, K.-O. (2008): Kollegiale Beratung. Problemlösung gemeinsam entwickeln. 3. Auflage. Reinbeck.

Tölle, R., Windgassen, K. (2009): Psychiatrie einschließlich Psychotherapie. 15. Auflage. Heidelberg.

Tschuschke, V. (2006): Psychoonkologie. Psychologische Aspekte der Entstehung und Bewältigung von Krebs. Stuttgart.

Ulsamer, B. (2004): Zum Helfen geboren. Antworten für hilflose Helfer aus dem Familienstellen. Münsterschwarzach.

Van der Stap, S. (2008): Heute bin ich blond. Das Mädchen mit den neun Perücken. München.

Van Oorschot, B., Neuderf, S., Faller, H., Flentje, M. (2008): Erste Erfahrungen mit standardisierten Patienten im Rahmen der interdisziplinären Onkologie. Zeitschrift für Palliativmedizin: 83–196. 9. Jahrgang: Kommunikation mit Palliativpatienten.

Verres, R. (1989): Psychologische Hilfe bei Krebspatienten in Klinik und Ambulanz. In: Kaufmann, M.; Kleeberg, U.; Schenk. R (Hrsg.): Neue Wege einer an der Lebensqualität orientierten ambulanten Krebstherapie. Heidelberg.

Verres, R. (2003): Die Kunst zu leben. Krebs und Psyche. 2. Auflage. Freiburg.

Verres, R. (2005): Was uns gesund macht. Ganzheitliche Heilkunde statt seelenloser Medizin. Freiburg.

Von Hirschhausen, E. (2009): Glück kommt selten alleine. 4. Auflage. Hamburg.

Warnken, C. (2007): Palliativpflege in der stationären Altenpflege. Organisationsentwicklung, Qualitätsmanagement und Sterbebegleitung – drei Bausteine einer modernen Unternehmenskultur. Hannover.

Wasner, M. (2005): Lebensqualität onkologischer Patienten. In: Manual Psychoonkologie. Tumorzentrum München (Hrsg.) 2. Auflage. München.

Watzlawick, P. (1983): Anleitung zum Unglücklichsein. München.

Weinhold, C. (1997): Kommunikation zwischen Patienten und Pflegepersonal. Eine gesprächsanalytische Untersuchung des sprachlichen Verhaltens in einem Krankenhaus. Bern.

Weis, J., Heckl, U., Brocai, D., Seuthe-Witz, S. (2006): Psychoedukation mit Krebspatienten. Therapiemanual für eine strukturierte Gruppenintervention. Stuttgart.

Werner, S. (2010): Humanes Sterben bedeutet Begleitung. In: Pflegezeitschrift 6/2010, S. 342.

REGISTER

Aktives Zuhören 22
Akutphase 57
Anamnese 25
Angehörige 70
Angst 15, 29, 39, 41
Ärger 43
Aufnahme 25

Bedürfnispyramide 102
Begrüßung 27
Behandlung 59
Belastungen 85

Compliance 28, 68 f.
Coping 65
–, -konzept 65

Diagnose 29, 58
Dyadische Aufgabe 71

Emotionen 35, 73
Empathie 22, 42, 101
Empowerment 68
Endlichkeit, eigene 111
EORTC QLQ C30 95
Erholungsphase 59
Ethische Fallbesprechungen 106

Fassungslosigkeit 38
Fragen 48

Gender 75
Generalisierte Widerstandsressourcen 81
Gespräche 30

Haltung 23

Identität 87

Individuelles Bewältigungshandeln 63
Informed consent 69
Interdisziplinarität 100

Karnofsky-Index 95
Kohärenzsinn 81
Kollegiale Beratung 108
Kommunikation 18
Komplementärmedizin 51
Körperbild, zerstörtes 86
Krankheitsbewältigung 51
–, -(s)strategien 60
Krankheitsphasen 55
Krankheitsverlauf 51
–, -(s)kurve 53
Krebserleben, Phasen des 58
Krise 35
Kuration 98

Lebensqualität 93
Lebenszufriedenheit 93

Mitpatienten 70

Nachrichten
–, rote Faden 33
–, schlechte 31
–, überbringen 33
Netzwerk, soziales 70, 74
Normalisierungsphase 57

Palliation 97
Palliative Care 97
Pathogenese 80
Perspektive
–, individualisierungstheoretische 67
–, interaktionstheoretische 61
–, sozialstrukturelle 61

–, stresstheoretische 61
–, ungleichheitstheoretische 67
Physiologische Grundbedürfnisse 103
Psychoonkologie 54, 88

Reden 19
Rezidiv 59
Ruhe 27

Salutogenese 51, 54, 79
–, Modell 81
Schweigen 21
Selbsthilfe 106
Selbstpflegedefizit 102
Selbstverwirklichung 103
Self Care 101
Sicherheit 103
Soziale Anerkennung 103
Soziale Beziehung 103
Spiegelneuronen 16
Spiritual Care 112

Spiritualität 115
SPIR-Methode 113
Stabile Phase 57
Stress 66
Supervision 108, 110

Terminal-palliative Maßnahmen 59
Therapiebegleitung 84
Trajekt 62
–, -konzept 62
Transition 63
–, -(s)konzept 63
Transzendenz 103
Trauer 45
–, -verlauf 46

Unglaube 38
Unsterblichkeit 111

Wartezimmergespräche 92
Wut 43

Corinna Warnken

Palliativpflege in der stationären Altenpflege

Organisationsentwicklung, Qualitätsmanagement und Sterbebegleitung – drei Bausteine einer modernen Unternehmenskultur

2006. 104 Seiten
17,3 x 24,5 cm, Hardcover
ISBN 978-3-89993-178-5
€ 22,90

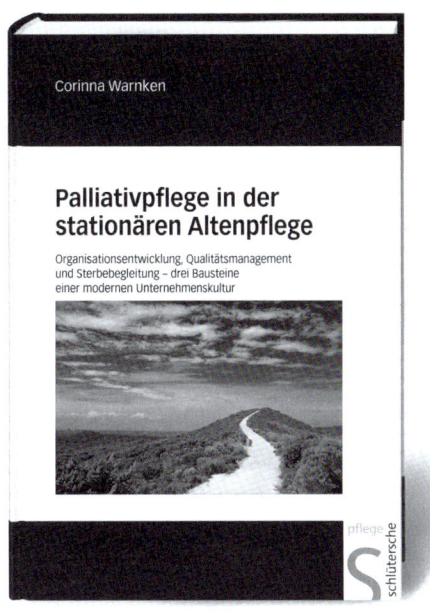

Corinna Warnken

Palliativpflege in der stationären Altenpflege

Organisationsentwicklung, Qualitätsmanagement und Sterbebegleitung – drei Bausteine einer modernen Unternehmenskultur

Jede Einrichtung der stationären Altenpflege muss das Konzept der Palliativpflege umsetzen. Dazu gehören ein passendes Qualitätsmanagement und eine geeignete Organisationsentwicklung. Um Sterbende kompetent und liebevoll zu pflegen, muss man alle drei Konzepte miteinander in Einklang bringen. Corinna Warnken erläutert die Theorie und verbindet sie mit Alltagssituationen aus der Pflege Sterbender. Sie zeigt Probleme bei der Einführung der Palliativpflege und stellt Lösungen vor.
Ein Grundlagenwerk zum Konzept der Palliativpflege.

»Das Buch bietet eine Fülle von praktischen Anregungen für die tägliche Arbeit mit Palliativpatienten. Corinna Warnkens Fachbuch ist so übersichtlich aufgebaut und nachvollziehbar geschrieben, dass man die Lektüre allen professionell Pflegenden ans Herz legen kann.«
Mitarbeiterbrief Ev.-luth. Diakonissen-Mutterhaus Rotenburg/W.

www.buecher.schluetersche.de
Stand Februar 2011.
Änderungen vorbehalten.

schlütersche